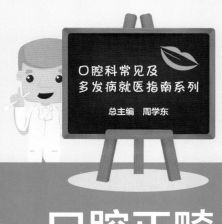

口腔科常见及
多发病就医指南系列

总主编 周学东

口腔正畸

就医指南

主 编 王 林

副主编 白 丁 李巍然 金作林
房 兵 严 斌

U0294879

人民卫生出版社

图书在版编目（CIP）数据

口腔正畸就医指南 / 王林主编 .—北京：人民卫生出版社，2019

ISBN 978–7–117–28265–9

Ⅰ. ①口… Ⅱ. ①王… Ⅲ. ①口腔正畸学－指南 Ⅳ. ① R783.5–62

中国版本图书馆 CIP 数据核字（2019）第 046046 号

| 人卫智网 | www.ipmph.com | 医学教育、学术、考试、健康，购书智慧智能综合服务平台 |
| 人卫官网 | www.pmph.com | 人卫官方资讯发布平台 |

口腔正畸就医指南

主　　编：王　林

出版发行：人民卫生出版社（中继线 010-59780011）

地　　址：北京市朝阳区潘家园南里 19 号

邮　　编：100021

E－mail：pmph @ pmph.com

购书热线：010-59787592　010-59787584　010-65264830

印　　刷：北京盛通印刷股份有限公司

经　　销：新华书店

开　　本：710×1000　1/16　印张：8

字　　数：114 千字

版　　次：2019 年 4 月第 1 版　2019 年 4 月第 1 版第 1 次印刷

标准书号：ISBN 978-7-117-28265-9

定　　价：56.00 元

打击盗版举报电话：010-59787491　E-mail：WQ @ pmph.com

（凡属印装质量问题请与本社市场营销中心联系退换）

编 委

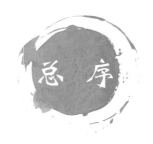

总 序

　　口腔是人体的第一门户，牙是人体最坚硬的器官，承担着咬切、咀嚼、发音、言语、美容、社交等生理功能。人们常说，牙好，胃口好，身体就好。口腔健康是人体健康的重要组成部分。2017年公布的第四次全国口腔健康流行病学调查结果显示几乎人人都存在口腔问题。口腔常见病主要有龋病、牙髓病、根尖周病、牙周病、唇腭裂、错𬌗畸形、牙缺损、牙列缺失、口腔黏膜癌前病损、口腔癌等。口腔慢性病如龋病、牙髓病、根尖周病作为牙源性病灶，可以引起全身系统性疾病；而一些全身性疾病，如血液系统疾病、罕见病等也可在口腔出现表征，严重影响人体健康和生活质量。为提高百姓口腔卫生意识、促进全民口腔健康，我们编写了一套口腔科普图书"口腔科常见及多发病就医指南系列"。

　　本套书一共12册，细分到口腔各专业科室，针对患者的问题进行详细讲解，分别是《牙体牙髓病就医指南》《牙周病就医指南》《口腔黏膜病就医指南》《唇腭裂就医指南》《口腔颌面部肿瘤就医指南》《颜面整形与美容就医指南》《牙种植就医指南》《口腔正畸就医指南》《儿童牙病就医指南》《镶牙就医指南》《拔牙就医指南》《颞下颌关节与面痛就医指南》。主编分别由四川大学华西口腔医院、北京大学口腔医院、空军军医大学第三附属医院、中山大学附属口腔医院、南京医科大学附属口腔医院、中国医科大学附属口腔医院、广州医科大学附属口腔医院的权威口腔专科专家组成。

　　本套书以大众为读者对象，以患者为中心讲述口腔疾病的就医流程和注意事项，以症状为导向、以解决问题为目的阐述口腔疾病的防治，以老百姓的用语、接地气的语言将严谨、科学的口腔医学专业知识转化为通俗易懂的口腔常见病、多发病就医知识。具体有以下特点：①主编为权威口腔院校的知名专家、长期在口腔科临床工作的专科医生，具有多年行医的经验体会，他们在医学科普上均颇有建树；②编写时征询了患者对疾病想了解的相关问题和知识，采取一问一答的形式，以患者关心的角度和内容设问，用浅显的、易于理解的方式深入浅出地介绍口腔的基本知识，以及口腔常见病的病因、症状、危害、治疗、预后及预防等内容；③目录和正文内容均以患者就医的顺序，按照就医前、就医时、就医后编写疾病相关内容；④内容通俗易懂，文字生动，图文并茂，适合普通大众、非口腔专科医生阅读和学习；⑤部分图书配有增值服务，通过扫描二维码可观看更多的图片和视频。

　　编写团队希望读者认识口腔，提高防病意识，做到口腔疾病早预防、早诊治。全民健康从"齿"开始。

总主编　周学东

2019 年 1 月

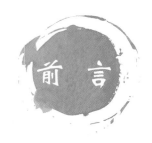

　　错𬌗畸形作为口腔三大疾病之一，常表现为老百姓口中的牙齿"里出外进""龅牙""兜齿"或"地包天"等，不仅影响颌骨发育、口腔健康和功能，还会影响容貌外观，严重时还可对患者造成严重的心理和精神障碍。值得庆幸的是，随着社会发展和人们意识水平的提高，越来越多的人开始关注错𬌗畸形问题，但对于什么是错𬌗畸形，以及如何正确判断、预防和治疗错𬌗畸形并不清楚。因此，我们希望通过这本书让大家了解究竟什么是错𬌗畸形，错𬌗畸形有什么危害，以及如何预防和治疗错𬌗畸形。

　　非常感谢来自全国各大口腔医学院校的专家和学者，从繁重的临床工作中抽出宝贵时间参与本书的编写。本书总结归纳了医生在口腔正畸治疗临床工作中发现的患者认识误区和疑问，针对具体问题，通过通俗易懂的语言、深入浅出的方式进行详细解答。这不仅有利于患者自行判断和预防错𬌗畸形的发生，初步了解正畸治疗的时机和疗程，达到及时干预和治疗的目的，同时也能够帮助患者在治疗过程中与正畸科医生进行良好的沟通和配合，使各种错𬌗畸形得到最适宜、最有效的控制和治疗。但由于个体差异的存在，本书无法将临床工作中遇到的全部问题悉数纳入。尽管全体编者进行了多次沟通和讨论，并最终成稿，但仍存在不臻和欠缺之处，望广大读者批评指正，以期再版时予以修正和补充。

王　林

2019 年 1 月

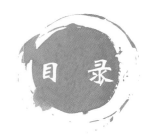

目　录

01

第一章
牙齿矫正相关的基础知识

02

第二章
牙齿矫正的就诊流程

03 第三章
牙齿矫正常用的矫治器与辅助装置

04 第四章
不同时期常见错𬌗畸形的矫治

附录
常见错殆畸形及诊疗术语快速查阅

第一章

牙齿矫正相关的基础知识

第一节　有关正常𬌗的认识

一、你认识"𬌗"字吗？

大家如果有在口腔医院就诊的经历，都会发现这个生僻字"𬌗"。从这个字的组成来看简单来说就是上、下颌牙齿合在一起的状态。它是口腔医学中特有的一个字，是指在神经肌肉控制下，上、下颌牙齿接触的现象。

二、正常人有多少颗牙齿？

人总共有两副天然的牙齿，一副是乳牙列，一副是恒牙列。乳牙也就是从出生到儿童时期的牙齿，这些牙齿会脱落，总共有20颗。通常6岁左右会长出"六龄牙"，预示着恒牙要陆续长出来了，有些会替换掉原来的乳牙，有些是在原来没有乳牙的位置上长出来的，总共有32颗。上、下颌左右两侧最后一颗牙，也就是人们常说的智齿，大多是在成年之后才会长出来，也有人不能完全长出，所以成人的牙齿数量从 28 到 32 颗不等。但是，需要指出的是随着人类的进化以及咀嚼食物的精细化，颌骨在减小，牙齿数量也需要相应地减少。所以，现在强调的是牙齿数量与颌骨量相匹配，而不是单纯强调牙齿的应有数量。

三、什么是理想正常𬌗?

很多人都不知道自己的咬合是不是正常，其实不需要掌握专业的口腔医学知识，我们也可以对自己的𬌗有所判断。

在绝对理想状态下，正常𬌗就是 32 颗牙齿齐全，牙齿的形态、大小正常，排列整齐；上前牙略微盖住下前牙；牙齿之间的接触正常，上、下牙弓的宽度合适，形态和长度合理；上、下颌牙齿中线对齐；一个上颌牙齿对应两个下颌牙齿，后牙上、下颌牙齿之间都有接触，尖窝相对；可以很好地行使咀嚼功能，咬合接触没有肌肉的疼痛不适感。

四、什么是个别正常𬌗?

上一个问题所述的那种𬌗是一种很理想的状态，但这并不代表牙齿没有满足上述任何一个条件就需要治疗。首先，正如前面所表述，从进化和遗传学角度，现如今不再强调正常𬌗应有 32 颗牙齿，而是强调牙齿的数量应与颌骨大小匹配，所以正畸治疗过程中会通过拔除不同数量的牙来达到排齐牙齿等目的。此外，当有轻微的牙或牙弓轮廓大小、形态、位置异常，但是对功能和美观没有大的妨碍，也属于正常范围。这些正常范围内的个别𬌗彼此之间又有所不同，故称为个别正常𬌗。

正畸治疗的目标是个别正常𬌗。它是牙齿美观的基础，也是正常口颌系统、牙周健康、功能稳定的基础。排齐牙齿的同时还需要考虑牙齿、颌骨和颜面的协调，这样美观和健康才可以兼顾。

五、𬌗跟哪些生理结构相关？

𬌗与颞下颌关节、咀嚼肌肉和中枢神经系统之间有着相互依赖、相互制约的关系。

1. 𬌗与颞下颌关节的关系 颞下颌关节位于耳前区，是颌面部唯一的联动关节，它区别于其他关节的突出特点是与咬合关系十分密切，其主要作用之一是支持咀嚼运动，而咀嚼运动主要受到牙齿咬合的影响，因此颞下颌关节需要与𬌗相互协调。

2. 𬌗与咀嚼肌肉的关系 如同皮肤可以感知温度等感受一样，牙齿也有感受器，可以感受到触压觉、痛觉等刺激，这些刺激通过一定的传导进入中枢神经系统，中枢发出相应的指令来调节咀嚼肌的收缩，从而产生相应的力或运动。一般认为咀嚼肌具有较强的适应力，当𬌗异常时，咀嚼肌的运动也会相应调整，以满足特定条件下咀嚼食物的功能。但是，如果𬌗异常额外增加了肌肉的负荷，也会导致肌肉疲劳，甚至疼痛。

3. 𬌗与中枢神经系统 牙齿最重要的功能活动是咀嚼。在咀嚼过程中，咀嚼肌、颞下颌关节和𬌗等各组织结构之间，都存在着密切的功能协调关系。下颌位置的维持、协调等都包含着神经反馈活动，因此𬌗作为口颌系统的一部分与中枢神经系统关系密切。

第二节 有关错𬌗畸形的认识

一、什么是错𬌗畸形？

错𬌗畸形是儿童在生长发育过程中，由先天的遗传因素或后天的环境因素，如疾病、口腔不良习惯、替牙异常等导致的牙齿、颌骨、颅面的畸形，比如牙齿排列不齐，上、下牙弓之间的殆关系异常，颌骨大小、形态、位置异常等。此外，也有因外伤、牙周病等原因造成的错殆畸形。

二、错殆畸形有哪些表现？

错殆畸形的主要表现如下：

1. 个别牙齿错位。

2. 牙齿排列异常，比如拥挤或者有间隙。

3. 前牙反殆，也就是俗称的"地包天"（图 1-2-1）。

4. 前牙突，也就是俗称的"天包地""龅牙"（图 1-2-2）。

5. 前牙开殆，就是后牙咬合时，上、下颌前牙有空隙，咬不上（图 1-2-3）。

6. 下颌偏向异常，颜面不对称。

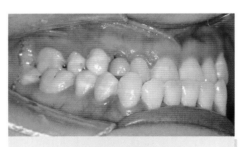

图 1-2-1　前牙反殆

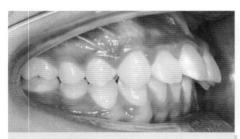

图 1-2-2　上前牙前突

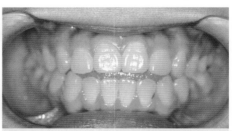

图 1-2-3　前牙开殆

三、错殆畸形常见吗？

错殆畸形的发病率是很高的，虽然国内外报道的差异很大，可能是由于制定的标准有差异。中华口腔医学会口腔正畸专业委员会于 2000 年组织了全国 7 个地区的 25 392 名儿童及青少年以个别正常殆为标准统计了错殆畸形的患病率。结果发现错殆畸形在乳牙期的患病率为 51.84%，恒牙初期为 72.92%。由此可见，错殆畸形的确很常见。

四、错殆畸形会遗传吗？

答案是肯定的。错殆畸形的遗传因素来源于种族演化和个体发育两个方面。

1. 种族演化　根据考古资料和错殆畸形的调查资料，从古人类到现代人，错殆畸形从无到有，发病率由少到多。如今，错殆畸形已成为普遍现象。这是由于在进化过程中，环境的变迁、食物结构的变化等造成咀嚼器官退化不平衡的结果。这种不平衡表现为肌肉先退化，之后是颌骨，最后是牙齿。所以，因为退化的不平衡导致颌骨不能容纳所有的牙齿，从而引起牙列拥挤。

2. 个体发育　对个人来讲，父母会通过染色体将错殆畸形的遗传基因传给子女，当然其中也存在变异和环境的影响。相对来说，颅面颌骨特征的遗传率相对较高，而单纯牙列特征的遗传率较低。关于错殆畸形的遗传性在 19 世纪 30 年代就有国外的学者做了研究，结果显示面部特征的独立遗传是错殆畸形的主要原因，这也就证明了遗传在错殆畸形发生中的重要作用。然而，错殆畸形表现的是多基因遗传倾向，举例来说就是德国皇族一家九代，代代都有下颌前突畸形，但是每个人的表现又不尽相同，这就是遗传因素和环境因素共同影响的结果。

五、哪些全身性疾病会导致错𬌗畸形？

错𬌗畸形的病因分很多种，如前所述，进化和遗传是错𬌗畸形的主要因素。那么，全身性疾病会导致错𬌗畸形吗？答案是肯定的。当孩子有哪些问题时需要注意呢？

1. 某些急性或慢性疾病　急性病指儿童时期多发的水痘、麻疹等，这些疾病会影响全身骨骼系统的正常发育，也会影响牙胚的发育，从而引起牙齿的形态异常。慢性病是指一些长期消耗性疾病，如肠胃炎、结核病、小儿麻痹症等。这些会破坏机体的营养功能，从而影响牙齿和颌骨的发育，造成错𬌗畸形。

2. 内分泌功能异常　垂体和甲状腺的功能异常与错𬌗畸形的关系密切。垂体功能亢进会导致骨骼的过度发育，引起下颌前突。舌体过大会导致牙列间隙。垂体功能不足引起骨骼生长发育迟缓、下颌骨较小、牙弓狭窄、牙齿萌出迟缓、乳牙长时间滞留等。甲状腺功能亢进时会出现乳牙、恒牙过早萌出，乳牙长时间滞留。甲状腺功能不足的表现类似于垂体功能不足的症状。

3. 营养不全　儿童生长发育期需要各种营养物质来维持颌面部和全身各部位的生长发育。如果有些营养物质摄入不足，会导致发育不足而引起畸形，比如维生素 A 缺乏会导致牙齿的萌出迟缓，乳牙不脱落；维生素 B 缺乏会出现牙槽骨的萎缩；维生素 C 缺乏会导致牙齿的形态异常；维生素 D 缺乏会导致牙弓狭窄，上颌前牙前突、拥挤等。

六、哪些不良习惯会导致错𬌗畸形？

所谓习惯就是在一定间隔时间内有意识或者无意识地反复重复一个相同动作，并不断持续。儿童口腔不良习惯是形成错𬌗畸形的主要原因之一。主要的口腔不良习惯有吮指习惯、唇习惯、舌习惯、偏侧咀嚼习惯、咬物习惯和睡眠习惯等。这些不良习惯的纠正与家长息息相关，如果早期发现、早期纠正就可以避免错殆畸形的发生；如果长期未重视，则会导致很严重的结果，甚至需要成年后进行手术治疗。所以，家长需要对这些不良习惯高度重视，及时干预。那么，常见的错殆畸形可能是哪些不良习惯导致的呢？

1. 哪些不良习惯会导致"地包天"？

（1）咬上唇：咬上唇会造成前牙反殆、下颌前突。

（2）伸舌：短时间的舌运动不会造成错殆畸形，但是长期持续存在会导致不同的错殆畸形。伸舌会造成局部开殆、下颌前突。

2. 哪些不良习惯会导致门牙咬不上？

（1）吮拇指：吮指是婴幼儿早期学会的神经反射行为之一，一般 2~3 岁前有吮指习惯是正常现象，4~6 岁会逐渐减少，自行消失。但是，如果这种习惯一直保持，根据其位置、频率、持续时间的不同会引起不同类型的错殆畸形。吮拇指会阻止下前牙的萌出，造成圆形开殆。

（2）舌习惯：舌习惯包括舔牙习惯、吐舌习惯或伸舌习惯，这些习惯长期存在都可能会引起局部开殆。

（3）咬物习惯：咬物习惯多见于啃指甲或铅笔。如果啃咬动作局限在某一部位，长期存在会造成该部位牙齿的开殆。

3. 哪些不良习惯会导致"龅牙"？

（1）吮拇指：吮拇指时会因气压、肌肉收缩等的作用引起上颌牙弓缩窄、上颌前牙前突等。

（2）舔上颌前牙：长期舔上颌前牙会导致上前牙"向前飘"。

（3）咬下唇：咬下唇会引起上颌前突、下颌后缩、开唇露齿等。覆盖下唇会加重上颌前牙前突的程度。

4. 哪些不良习惯会导致脸部不对称？

（1）偏侧咀嚼：这可能是由于一侧龋齿较多未及时处理或多颗牙缺失，使该侧不能正常行使功能。长期偏侧咀嚼会导致下颌偏斜，面部不对称。

（2）不良的睡眠习惯：如果儿童睡眠时习惯将手、肘或拳头枕在一侧脸下，长期会影响颌面部发育，造成面部不对称畸形。

七、乳牙的问题会引起错𬌗畸形吗?

答案是肯定的。因为正常恒牙列是在正常乳牙列的基础上替换来的,所以乳牙期以及替换期的任何问题都可能引起未来的各种错𬌗畸形。因此,家长并不能因为乳牙会替换就对它的问题不予重视。下面集中介绍一些乳牙问题导致错𬌗畸形的例子。

1. 乳牙早失　乳牙早失指的是因为蛀牙、外伤等原因使乳牙在正常替换前就丧失了。不同位置的乳牙早失会引起不同的错𬌗畸形,比如乳前牙早失会造成"地包天"或咬合过紧;乳后牙早失会造成其他邻近牙齿发生倾斜,从而导致恒牙萌出的位置不足,引起拥挤等。

2. 乳牙滞留　乳牙滞留指的是乳牙逾期不脱落。很常见的一种情况是恒牙在乳牙的根方或舌侧萌出,家长会认为长了两颗牙(图 1-2-4),其实是因为乳牙滞留。这种情况会导致牙列拥挤。还有的乳牙滞留会导致恒牙的埋伏阻生。判断乳牙是否滞留,除了根据年龄还需要拍 X 线片来确定。

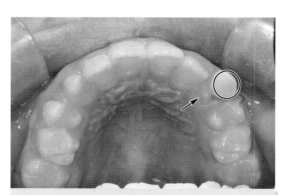

图 1-2-4　上颌乳尖牙滞留,尖牙已萌出(圆圈所示为滞留乳尖牙,箭头所示为继承尖牙)

3. 乳牙下沉　乳牙下沉指的是乳牙不能吸收,自然脱落,反而与周围的骨头长在了一起,看起来好像比其他牙齿低,出现一种"下沉"的状态,这种情况导致的错𬌗畸形类似于乳牙滞留。

4. 乳尖牙磨耗不足 因患儿咀嚼食物过于精细柔软，导致尖尖的乳尖牙得不到磨耗，高出于其他牙，在咀嚼时可能会引起疼痛，儿童为了避免疼痛，本能地避让，导致下颌偏向一侧或者前伸，于是造成偏𬌗、反𬌗等。

八、错𬌗畸形有哪些危害？

1. 错𬌗畸形会影响颞下颌关节吗？

颞下颌关节是连接下颌骨与颅骨的关节，由下颌髁突（关节头）、颅骨的关节窝和衬在两者之间的关节盘组成。下颌运动时，双侧下颌髁突在关节窝中发生滑动和转动，其间衬有关节盘起缓冲和协调运动的作用。与颞下颌关节相关的骨、软骨、神经、肌肉、咬合等任一部分出现不协调，均可引发颞下颌关节紊乱病。常见的表现有：

（1）疼痛：疼痛部位可以在关节周围或放射至同侧头部、肩颈、背部。

（2）关节弹响：响声可发生在下颌运动的不同阶段，可为清脆的单响声或碎裂的连响声。

（3）下颌运动障碍：如嘴巴张不大、张口偏斜或颤动、张口或是左右运动时感觉被卡住。此外，较严重者可出现关节脱位、关节强直、髁突骨质吸收导致的下颌后缩等。

颞下颌关节紊乱病的病因复杂，可由单一或多因素联合导致。错𬌗畸形虽然是病因之一，但具体到某一个患者身上，很难明确其病因是否由错𬌗畸形导致。根据以往的临床经验和多数学者的研究结果，多数患者颞下颌关节情况在正畸治疗前后无明显变化。当然也有部分患者好转，部分患者恶化。总的来说，治疗错𬌗畸形对颞下颌关节紊乱病的影响在统计学上并无相关性。

2. 错𬌗畸形会影响牙周健康吗？

错𬌗畸形的牙齿拥挤错位会导致拥挤的部位不易清洁，容易堆积嵌塞食物、软垢，从而促进牙周炎的发生发展。同时，错位的牙齿会引起咬合干扰，咬合干扰会继发殆创伤，引起牙周组织的破坏。在牙周病的治疗过程中，如果牙齿拥挤会不利于洁牙、刮治等操作，从而影响牙周组织的健康。所以很显然，以拥挤为主的错殆畸形会影响牙周健康。

3. 错殆畸形会影响牙根发育吗？

答案是肯定的。牙齿替换障碍、牙齿位置异常或骨骼发育异常等都可能造成牙根发育的异常，比如牙根过短、牙根弯曲等。图 1-2-5 显示的是由于乳牙滞留造成了中切牙的埋伏阻生，中切牙牙根过短且弯曲。

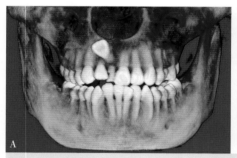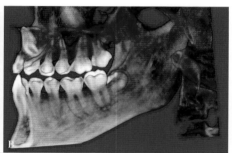

图 1-2-5 颅颌面 CBCT
A. 正面观，右上乳中切牙滞留，其上方中切牙埋伏阻生
B. 侧面观，滞留乳牙上方恒牙牙根弯曲，牙根过短

4. 错殆畸形会影响面部美观吗？

各类错殆畸形都可能影响容貌外观，可表现为开唇露齿、双颌前突、长面或者短面等畸形。

九、什么样的错殆畸形需要矫治?

理论上，错殆畸形都是需要矫治的，但是这存在一个标准的问题。一般以个别正常殆为标准，如果仅是个别牙有轻微的位置异常，但是对功能和美观没有大的妨碍，就不需要进行矫治。而比较严重的错殆畸形可能引起各种危害，是需要矫治的。

有些由生长发育形成的暂时性错𬌗畸形和不良习惯造成的错𬌗畸形，如早期注意，往往可以自行调整或暂作观察，确定不能调整时，可进行干预。

十、错𬌗畸形矫治的时间最好是什么时候？

很多家长最关心的问题就是什么时候带孩子来矫治最好，答案其实并没有一个统一的标准，需要视情况而定。

在生长发育加速期和高峰期，颌骨骨质生长活跃，因此牙齿的矫治效果和骨骼的矫形效果最好。对于生长发育加速期和高峰期的判断，正畸科医生可以通过手腕片和颈椎片来评估，而家长可以通过观察儿童身高增长的速度、月经初潮时间、第二性征的发育等来判断儿童的发育阶段。在这里需要强调的是男女生的青春期并不相同，男孩较女孩晚。因此，如果希望利用生长发育快速期进行骨骼的矫形治疗，女孩矫治的时间应比男孩稍早些。

同时，还需考虑到错𬌗畸形的类型，如影响生长发育的早期骨性畸形，比如"地包天"，则愈早愈好，可以为上、下颌骨的正常发育提供良好环境。成年后骨质为代偿性增生，颌骨发育停止，矫治效果不如儿童期，治疗周期也长。因此，对一些功能与健康影响大的畸形，应尽快就医治疗。但是，对于有明显家族遗传性的骨性畸形，可考虑在成年后应用正颌手术来治疗。

十一、为什么总说错𬌗畸形分牙性和骨性？

当您在就医或者在网络上了解正畸时，都会听说"牙性"和"骨性"这两个词。这两个词代表的到底是什么呢？简单来说就是代表错𬌗畸形的严重程度。

　　错𬌗畸形可以分为牙性问题和骨性问题。骨性问题包括上颌骨、下颌骨的前突或者后缩，下颌骨发育不对称，颏部发育不足等。骨性问题一般同时伴有牙性问题。当存在骨性问题时，矫治往往变得复杂，有些需要配合正颌手术。但是，有一些错𬌗畸形只是单纯存在牙性问题，比如上前牙前突、前牙间隙等，而颌骨关系、位置和大小都正常，这种情况的错𬌗畸形矫治会相对简单。

（王　林　王震东）

第三节　有关错𬌗畸形预防的认识

一、母亲怀孕期间的状态会影响孩子的颜面发育吗？

　　母亲在怀孕期间的健康和营养状况不仅会影响胎儿颌面部的正常生长发育，还与错𬌗畸形的形成密切相关。

（一）母亲孕期的状态会给孩子带来怎样的影响？

1. 母亲孕期营养不良会给孩子带来怎样的影响？

　　母亲在怀孕时若出现营养不良，例如缺少胎儿生长发育所必需的钙、磷、铁等矿物质，或者维生素 B、维生素 C、维生素 D 等，都可能造成胎儿身体发育不良或异常，影响胎儿颌面部的正常生长发育。

2. 母亲孕期患传染病会给孩子带来怎样的影响？

　　母亲如果在怀孕开始阶段不幸染上传染病，如风疹、梅毒等，或者发生中毒，会影响胎儿骨缝闭合的时间、牙齿萌出、乳牙根吸收程度等，甚至会导致牙齿发育不全。最常见的先天性梅毒，可引起孩子牙齿形状异常、颌骨畸形，如上颌骨凹陷或"小下巴"，使前牙出现反𬌗（俗称"兜齿"）或开𬌗（牙齿"咬不上"）畸形。

3. 母亲孕期内分泌失调会给孩子带来怎样的影响？

母亲在怀孕时发生内分泌失调会影响胎儿各方面的发育，如肾上腺皮质激素增多，可导致孩子出现唇腭裂畸形，即老百姓常说的"兔唇"（图 1-3-1）。

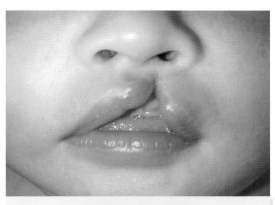

图 1-3-1　唇腭裂畸形

4. 母亲孕期外伤或接触过量放射线会给孩子带来怎样的影响？

母亲如果在怀孕时不小心受了外伤，或者接触到过量的放射线照射，可能引起胎儿发育异常而造成颌面部发育畸形。

（二）如何预防和处理母亲孕期状态带给孩子的不良影响？

母亲在怀孕期间不仅要关注胎儿的状态，也要时刻关心自己的健康和营养状况，这对孩子的颌面部发育非常重要。母亲除了保持身心健康、注意饮食结构和营养素摄入均衡外，还应避免接触传染源和放射线，以及摄入过多的烟、酒、咖啡和化学药品。一旦在胎儿期出现不良表现和症状，要及时寻求专业医生的帮助，以获得母子的最佳状态，避免对胎儿颜面发育造成不良影响。

二、营养不良会影响孩子的颜面发育吗？

婴儿出生后需要很多营养物质来维持颌面部和身体各部分的正常生长

发育，如各类维生素、蛋白质、脂肪、碳水化合物和必要的矿物质等。一旦缺乏这些营养物质会使孩子出现营养不良，影响全身各个部分以及口腔颌面部的生长发育。

（一）营养不良会给孩子带来怎样的影响？

1. 维生素 A 缺乏会给孩子带来怎样的影响？

维生素 A 缺乏时，孩子的牙齿和牙周组织发育会出现障碍，包括牙齿萌出迟缓、乳牙滞留、牙齿结构和形态发育不良等，严重时牙齿可呈白垩色，影响牙齿的健康和美观。

2. 维生素 B 缺乏会给孩子带来怎样的影响？

维生素 B 缺乏时，孩子可能会出现牙颌面的生长停滞、牙槽骨萎缩等症状。有的孩子还会出现唇炎、口角炎、舌乳头肥厚或裂痕。孕期母亲出现单纯维生素 B_2 缺乏时还有可能导致胎儿发育异常，甚至出现腭裂。

3. 维生素 C 缺乏会给孩子带来怎样的影响？

维生素 C 严重缺乏时，可引起坏血病，出现牙龈出血、水肿与充血等表现。由于维生素 C 与牙釉质、牙本质和牙骨质基质的形成有关，其缺乏还可造成孩子牙体组织发育不良，严重时甚至失去成牙本质的能力，以及牙槽骨萎缩。

4. 维生素 D 缺乏会给孩子带来怎样的影响？

维生素 D 缺乏时，孩子全身骨骼钙化与钙磷代谢过程出现障碍，发生骨软化症、佝偻病等。颌骨的生长发育也会受到影响，出现上、下牙弓狭窄，腭盖高拱，上前牙拥挤、前突和开𬌗等畸形。由于骨质松软而缺乏支持力，还会发生下颌骨变形，如下颌角过大、下颌体过长而升支高度不足，形成特有的口腔形态异常。此外，还可能导致乳牙及恒牙萌出迟缓。

（二）如何预防和处理营养不良带给孩子的影响？

家长们要注意孩子膳食结构的合理性，尽量做到营养均衡。如果发现孩子出现异常表现，尤其是某些营养素缺乏时，要及时寻求专业人士的帮助，尽早让孩子恢复正常。

三、喂养习惯会影响孩子的颜面发育吗?

婴儿天生会吮吸,其出生后所需的营养可通过喂食母乳、奶粉、牛奶等来获取,通常采用母乳喂养或人工喂养。不同的喂养习惯会给婴儿下颌骨发育造成不同的刺激,从而影响其生长发育。

1. 婴儿时期的喂养习惯会给孩子的颜面发育带来怎样的影响?

婴儿刚出生时,下颌骨的位置比较靠后,通过母乳喂养,能给下颌骨适当的功能性刺激,从而促使后缩的下颌骨正常向前生长。如果采用人工喂养,喂养习惯对于婴儿来说尤为重要,可因为奶瓶位置和喂养姿势不正确,橡皮奶头形态或大小不合适,使婴儿的下颌骨前伸不足或前伸过度,影响下颌骨发育,造成下颌后缩或前突畸形。例如,给婴儿喂奶时,奶瓶的位置太低或者牛奶流速过快,使孩子无需向前伸着下巴去喝奶,这样会对下颌发育刺激不足,久而久之出现下颌后缩畸形,也就是常说的“小下巴”。

2. 如何建立良好的喂养习惯?

喂养习惯与下颌骨的发育十分密切,医生建议妈妈们尽量采用母乳喂养方式,喂养姿势以 45° 角的斜卧位或半卧位为佳,并保证足够的喂养时间(每次约半小时)。如果条件不允许,需要使用人工奶瓶喂养时,尤其要注意喂养习惯。家长要扶住奶瓶,并注意角度的调整(图 1-3-2),选择合适的奶嘴,不宜过大,最好使用扁形奶嘴,与婴儿嘴形吻合,才不会漏空气。此外,吸奶孔大小要适中,让婴儿有良好的吮吸功能,避免对婴儿下颌骨过度刺激或刺激不足。

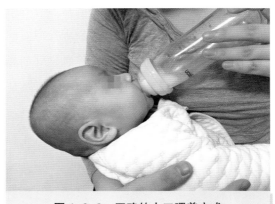

图 1-3-2 正确的人工喂养方式

四、睡眠习惯会影响孩子的颜面发育吗?

1. 睡眠习惯会给孩子的颜面发育带来怎样的影响?

正常的睡眠姿势确实不会对颌面部造成太大的影响,但当孩子在睡觉时经常把手、肘或拳头枕在一侧脸下,日积月累的压迫作用可能会对孩子牙、颌、面的正常生长发育和颜面对称性产生影响。

2. 如何预防不良睡眠习惯的形成?

家长要及时纠正孩子的不良睡姿,建立良好的睡眠习惯。尤其要避免婴幼儿头部长期处于一种睡眠体位,以免头部受压侧变形而影响颌面部的正常生长发育。

五、长期使用安抚奶嘴会影响孩子的颜面发育或引起牙齿不齐吗?

婴儿天生喜欢吮吸,吮吸能够安抚情绪,还能刺激唾液分泌,有利于口腔卫生,同时还能为成长中的消化道提供天然的健康汁液。

1. 使用安抚奶嘴会给孩子的颜面发育或牙齿排列带来怎样的影响?

安抚奶嘴对于孩子成长的影响很大程度上取决于使用时间和频率。对于出生不久的婴儿,尤其是不能获得母乳喂养的婴儿,安抚奶嘴可以满足婴儿的吸吮欲,给予婴儿良好的心理安慰。此外,还可减少婴儿猝死综合征的发生和张口呼吸的机会,进而养成良好的鼻呼吸习惯。但长期过度使用安抚奶嘴可对孩子上、下颌骨产生压迫,造成牙齿不齐,上、下唇外突,上、下颌牙开𬌗等,影响孩子的颜面美观和咀嚼能力。

2. 如何正确使用安抚奶嘴?

新生儿可暂缓使用安抚奶嘴,待成功建立母乳喂养后(约出生3周后)再根据需要考虑是否使用。当孩子6月龄后可逐渐减少安抚奶嘴的使用时间和频率,1岁后逐渐停止使用。如果孩子2岁后还是离不开安抚奶嘴,家长可通过做游戏、讲故事等转移孩子的注意力，逐渐戒除安抚奶嘴。这期间，家长一定要保持充分的耐心，给予孩子更多关爱，切忌采用恐吓、处罚等手段。

六、儿童时期的饮食习惯会影响孩子的颜面发育吗？

1. 饮食习惯会给孩子的颜面发育带来怎样的影响？

儿童时期，孩子的身体和颅颌面生长发育很快，需要很多营养物质来维持颌面部和身体各部分的正常生长发育。但很多孩子存在偏食习惯，导致营养摄入不均衡，影响全身各个部分以及口腔颌面部的生长发育。

此外，由于饮食结构的变化，现在的精细食物越来越多，很多孩子的牙齿和颜面肌肉得不到咀嚼锻炼，对颌骨刺激不足，影响颌面部生长发育。并且，会导致乳牙不易松动、替换，引起牙齿错位萌出，出现牙齿拥挤不齐的情况。

2. 如何为孩子建立良好的饮食习惯？

家长需要注意给孩子准备富含营养和一定硬度的食物，促进和刺激牙颌正常生长发育。应避免偏食，教育孩子养成良好的饮食习惯。

七、乳牙龋坏会影响孩子的颜面发育或引起牙齿不齐吗？

1. 乳牙龋坏会给孩子的恒牙和颌骨带来怎样的影响？

经常有家长询问："我的孩子有蛀牙了，但是以后会换新牙，是不是就不用治了？"答案是否定的。乳牙从3岁建殆直至12岁左右才被恒牙替换完。这期间出现蛀牙不仅会引起孩子的不适和疼痛，无法正常进食，使颌骨缺乏足够的咀嚼刺激，还可能使孩子养成偏侧咀嚼等不良习惯，影响颌骨的正常生长发育。此外，还可能由于龋坏的乳牙没有得到及时治疗，影响其下方继承恒牙的发育和萌出，甚至可能出现乳牙过早脱落的情况，导致恒牙没有位置萌出，出现牙齿不齐。

2. 如何预防和处理乳牙龋坏带给孩子的不良影响？

在儿童时期保持乳牙列的健康完整十分重要，应养成良好的刷牙和口腔卫生习惯，可通过窝沟封闭等预防蛀牙的发生。如果孩子已经有了蛀牙，应及时到医院治疗，恢复乳牙冠正常外形以保持牙弓长度和正常的咀嚼刺激，进而保障继承恒牙顺利萌出建𬌗。

八、吞咽习惯会影响孩子的颜面发育吗？

1. 正常吞咽方式是怎样的？

人们在吃东西时，正常吞咽方式是将上、下颌牙紧密地咬合在一起，上、下唇闭合，舌头位于牙内侧与牙齿舌面和硬腭接触。因此，舌头和唇颊肌肉能够分别从里面和外面刺激孩子颌面正常生长发育。

2. 孩子是如何进行吞咽的？

由于婴儿刚出生时嘴巴比较小，舌头能够充满整个口腔，紧紧贴着上腭和嘴唇。婴儿在吃奶时，尤其是用奶瓶的时候，舌头抵在上、下牙床之间与嘴唇保持接触进行吞咽，这是婴儿时期特有的吞咽方式。随着上、下颌骨的增长，牙齿萌出，孩子的口腔会相应扩大，吞咽方式也会随之改变，舌头不再接触嘴唇，逐渐采用正常的吞咽方式。

3. 吞咽习惯会给孩子的颜面发育带来怎样的影响？

如果婴儿时的吞咽方式继续保留，吞咽时嘴唇不能闭合、牙齿不能咬合，舌头对上、下颌牙齿施加的压力可使上颌前牙向前突，并压低下颌前牙，逐渐形成上牙弓前突和开𬌗畸形。此外，还会因为下颌骨被肌肉向后下牵拉，发展成为下颌后缩畸形。家长要留意孩子的吞咽方式，尽量引导他们使用正常的吞咽方式来进食。

九、口呼吸习惯会影响孩子的牙齿及颜面的美观和功能吗？

很多家长可能都觉得孩子在睡觉、看电视、看书，甚至是发呆等放松状态时不自觉地张着嘴巴呼吸很正常，不认为有什么问题。然而，这就是医生常说的口呼吸习惯，它会给孩子带来很多问题。

1. 为什么会形成口呼吸习惯？

最常见的原因是孩子可能有过敏性鼻炎、慢性鼻炎、鼻甲肥大、鼻息肉、鼻中隔偏曲，以及扁桃体肥大、腺样体增生等疾病（图1-3-3），造成呼吸道部分或全部不通畅，从而迫使孩子改用张口呼吸。另一种情况则是不自觉养成的口呼吸习惯，这部分人的鼻腔通常是通畅的，只是因为长期张口呼吸导致的。

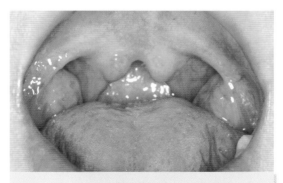

图1-3-3　扁桃体肥大，阻塞咽腔

2. 口呼吸习惯会给孩子的牙齿和颜面带来怎样的影响？

一般人的呼吸方式分为鼻呼吸、鼻口共同呼吸和口呼吸三种，不同的呼吸方式会对牙齿和颌骨的发育造成不同的影响。如果从小就有不良的口呼吸习惯，长期的气流冲击会使硬腭变形、腭盖高拱、牙弓狭窄、牙齿排列不整齐、上颌前牙前突，形成"龅牙"畸形。久而久之颜面发育也会受到影响，出现嘴唇短厚外翻、前牙牙龈干燥肥厚，甚至形成所谓的腺样体面容（图1-3-4）。

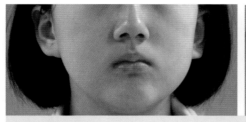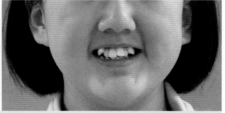

图 1-3-4　腺样体面容

3. 如何预防和治疗口呼吸习惯？

当家长发现孩子习惯用嘴巴呼吸时，请一定要警惕，及时带孩子就医，让医生诊断是鼻腔疾病或扁桃体等生理疾病，还是因为不自觉养成的口呼吸习惯，从而分别进行相应的纠正和治疗。

如果是鼻炎等疾病原因导致的口呼吸，患儿需要到耳鼻咽喉科进行检查和治疗，待口腔、鼻腔呼吸通畅后，再到口腔正畸科进行相关的干预治疗。而习惯性的口呼吸，则可以直接到口腔正畸科就诊，纠正口呼吸习惯，阻断牙颌颅面发育异常，同时在生活中加强习惯管理。

十、偏侧咀嚼习惯会影响牙齿及颜面的美观和功能吗？

1. 为什么会形成偏侧咀嚼习惯？

当一侧牙齿有严重龋病，或者有严重的错位牙、多数牙缺失时，迫使人们不能用这侧牙齿吃东西，而只能依靠健康侧咀嚼食物，就会形成偏侧咀嚼的习惯。

2. 偏侧咀嚼习惯可能带来哪些危害？

长期的偏侧咀嚼，会因该侧咀嚼肌未能充分使用，而不能有效地发挥咀嚼功能，对牙、颌、面的功能刺激不够，导致颌面部发育不足。久而久之，面部两侧出现明显的大小不对称（图 1-3-5），下颌骨也会向咀嚼侧偏斜，影响孩子的颜面美观。此外，健康侧牙齿因咀嚼食物而产生自洁作用，有利于牙体和牙周组织的健康。废用侧牙齿则因无咀嚼功能的自洁作用，使牙石堆积，容易发生龋病和牙周病。

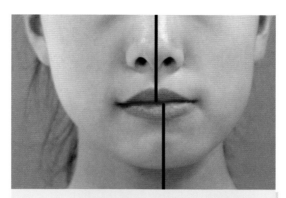

图 1-3-5　偏侧咀嚼，造成颜面不对称

3. 如何预防和纠正孩子的偏侧咀嚼习惯？

家长要让孩子养成正确的刷牙习惯，并定期带孩子进行口腔检查，及时治疗龋病和错𬌗畸形，避免孩子偏侧咀嚼。如果发现孩子有偏侧咀嚼习惯，要及时就医，查出造成此习惯的原因。首先去除病因，然后让孩子尽量用废用侧牙齿吃饭，渐渐习惯使用两侧牙齿进食。

十一、习惯性吮吸手指、咬嘴唇会引起牙齿不齐吗？

可能很多家长都注意到孩子喜欢没事的时候吮吸手指或咬嘴唇，虽然觉得有些不卫生，但并不认为是什么大问题。殊不知，孩子吮吸手指、咬嘴唇的不良习惯若不及时纠正，会影响牙、颌、面部的发育，引起错𬌗畸形，甚至影响孩子的发音和心理健康。

1. 孩子为什么会习惯性地吮吸手指、咬嘴唇？

孩子在婴幼儿时期，可能因为吸吮本能反射、母乳喂养不足、惧怕或不愉快等心理因素，自发地产生吮吸手指或咬嘴唇等不良习惯。其中，最常见的原因是缺乏母乳喂养。母乳喂养超过半年的孩子，其不良口腔习惯的发生率大大降低。缺乏母乳喂养或母乳喂养时间不足的婴儿，易形成吮吸手指或咬嘴唇等不良口腔习惯，会对颜面发育和呼吸道的形成造成不利的影响。

此外，现代生活节奏过快，父母容易忽视对孩子的情感沟通和理解，也会造成不良口腔习惯的持续。尤其当孩子不开心、寂寞、疲劳、厌倦时，为了得到安慰和满足，多数孩子会形成吮吸手指、咬手指（甲）、咬嘴唇等不良习惯，以代替父母对孩子的爱抚和孩子对母亲的依赖。

2. 习惯性吮吸手指可能带来哪些危害？

婴幼儿在 2~3 岁前有吮吸手指的习惯是一种正常生理现象，通常在 4~6 岁以后逐渐减少并自行消失。但有些孩子在这之后仍然会习惯性吮吸手指，常见到手指上有胼胝及手指弯曲等现象。这种不良习惯常会引起错𬌗畸形，如上前牙前突、前牙深覆盖，形成"龅牙"（图 1-3-6）。还可能导致上、下颌前牙间出现空隙，继而产生不良的伸舌习惯，形成前牙开𬌗，使面型、牙弓长度、高度及宽度产生明显的变化。

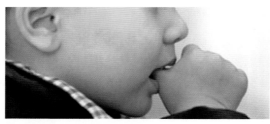

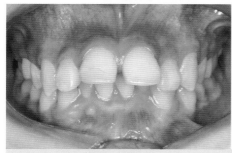
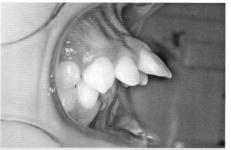

图 1-3-6 习惯性吮吸拇指形成"龅牙"

3. 习惯性咬嘴唇可能带来哪些危害？

孩子咬嘴唇的习惯可单独存在，也可伴随吮指习惯同时发生。由于咬上唇和咬下唇对牙齿的压力不同，造成的错殆畸形也有差异。

咬上唇的不良习惯可能引起下颌前牙唇侧移动，上颌前牙腭向倾斜，形成前牙反殆、下颌前突等畸形，导致"地包天"。咬下唇的不良习惯使上颌前牙向唇侧倾斜移位出现牙缝，阻碍下牙弓及下颌向前发育的同时压迫下颌前牙向舌侧倾斜移动而出现牙齿拥挤不齐，形成"龅牙"。颜面表现为开唇露齿、上唇短而厚、上颌前牙前突和下颌后缩等。

4. 如何预防和纠正吮吸手指、咬嘴唇的习惯？

吮吸手指、咬嘴唇等不良习惯可能对幼儿心理造成不好的影响，特别是对年龄稍大的孩子，吮指及其带来的牙颌畸形，常会引起小伙伴的嘲笑和家长的责怪，对孩子心理造成一定程度的伤害。对此，家长绝不能采取责备、吓唬或打骂孩子的方法。其实，有些大孩子已经意识到吮吸手指、咬嘴唇是不好的习惯，而且也希望自己不这样做，但却做不到。这时，家长、老师和专业医生应该给予孩子正确的指导和恰当的治疗，才能获得良好的效果。

十二、习惯性吐舌、舔牙会引起牙齿不齐吗？

孩子在换牙时常常喜欢用舌头舔松动的乳牙、乳牙残根或刚长出的恒牙，长此以往会形成吐舌或舔牙习惯。由于吐舌时孩子会将舌尖伸在上、下颌牙齿之间，引起前牙开殆畸形（图 1-3-7），其形态与舌吐出时的形态基本一致。有时还会伴有下颌向前移位，造成下颌前突畸形。舔牙习惯则会增大舌肌对下颌前牙的作用力，使下颌前牙唇向倾斜，出现牙间隙（图 1-3-8），甚至形成前牙反殆。如果同时舔上、下颌前牙则可能形成双牙弓或双颌前突。

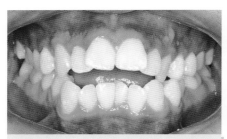

图 1-3-7　习惯性吐舌造成前牙开𬌗

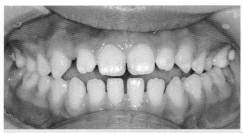

图 1-3-8　习惯性舔牙造成牙间隙

十三、习惯性咬硬物会引起牙齿不齐吗?

有些孩子在思考问题或者焦虑不安时会无意识地咬某些硬物,如铅笔、玩具,还有些会习惯性地啃咬指甲。当咬物长期固定在牙齿某一部位并反复啃咬时,常会形成局部牙齿的开𬌗畸形,影响功能和美观。

对于这种情况,家长要从孩子心理、情绪等方面来引导,改变其咬硬物的不良习惯,必要时可寻求正畸科医生的帮助和指导。

十四、唇系带过长会引起牙齿不齐吗?

经常会有家长带孩子来医院咨询医生:"我们家孩子的大门牙之间怎么多长了一块肉?"。所谓"多长的肉"是长在大门牙(即中切牙)与嘴唇内侧之间的唇系带。

1. 唇系带过长会给孩子带来哪些影响?

在儿童时期,唇系带一般会比较宽,而且位置较低,靠近牙齿方向。随着牙齿的不断萌出,牙床高度会增加,唇系带逐渐萎缩而变薄变窄。通常到 10~12 岁时,唇系带的位置会自行萎缩到两大门牙上方约 3mm 处。如果这个时候唇系带仍然很粗大,而且位置靠近牙齿,甚至在两牙之间,则容易造成两门牙之间的间隙(图 1-3-9)。

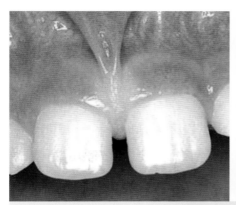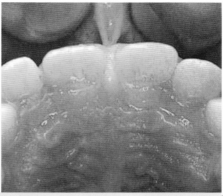

图 1-3-9　唇系带过长造成门牙有缝

2. 如何预防和处理唇系带过长导致的牙齿不齐？

如果孩子到 10~12 岁时唇系带依然过长，尤其达到了两牙之间，建议家长带孩子到医院进行相应治疗。先正畸关闭牙齿间的间隙，然后再手术调整唇系带的附着位置。

十五、乳牙过早脱落会引起牙齿不齐吗？

很多孩子因为进食过多甜食又不能认真刷牙而导致乳牙过早脱落。乳牙是儿童的咀嚼器官，同时在引导恒牙萌出、保持牙弓长度、促进颌骨发育及维持正常颌间关系方面起重要作用。因此，保护好孩子的乳牙十分重要。

1. 什么是乳牙过早脱落？

乳牙过早脱落是指乳牙在正常替换前，因龋病未及时治疗、牙外伤或其他原因而自行脱落或者被拔除，也称为乳牙早失。

2. 乳牙过早脱落有哪些危害？

（1）乳牙过早脱落后，由于颌骨长期得不到足够咀嚼力的生理性刺激，使颌骨发育不足。

（2）乳牙过早缺失，而其下方的恒牙又尚未萌出，缺隙可因邻近牙齿的移位或倾斜导致部分甚至全部被占据（图1-3-10），以致恒牙错位萌出或不能萌出，牙弓长度减小，造成牙齿拥挤不齐。

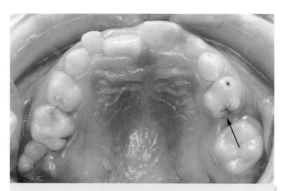

图1-3-10　乳牙早失，后牙前移
占据间隙（箭头示）

（3）当出现多数乳磨牙早失时，孩子无法用后牙吃饭，因此只能被迫前伸下颌而用前牙咀嚼，下颌因而逐渐向前移位，先是形成假性下颌前突，久而久之就可能形成真性下颌前突（俗称"地包天"）。此外，由于上、下牙弓之间失去支持，从而增加了前牙的覆𬌗深度。

3. 如何预防乳牙过早脱落？

对于尚未具有自理能力的小婴儿，家长可根据医生和育儿师的建议，帮助孩子进行口腔卫生的护理。而对于有一定自理能力的孩子，家长可以培养他们养成良好的刷牙和口腔卫生习惯，定期带孩子去医院进行口腔检查和防治。出现乳牙问题要及时治疗，避免出现乳牙过早脱落，导致错𬌗畸形的发生。

十六、乳牙迟迟不换会引起牙齿不齐吗？

许多家长经常会发现孩子的乳牙尚未松动、脱落，就已经有新的牙齿长了出来。这种个别乳牙逾期不脱落而继替恒牙已经萌出的情况称为乳牙滞留。

1. 为什么会发生乳牙迟迟不换的现象？会带来哪些影响？

正常情况下，乳牙会随着继承恒牙的发育，其根部逐渐吸收，最终自然脱落，为继承恒牙腾位置。但常常会因为乳牙牙髓或牙周组织的炎症、继承恒牙先天性缺失或牙胚位置不正，导致乳牙根吸收轻微或完全不吸收，发生乳牙滞留，引起继承恒牙因萌出受阻而埋伏阻生或错位萌出（图1-3-11），出现牙齿不齐，影响孩子的口腔健康和美观。

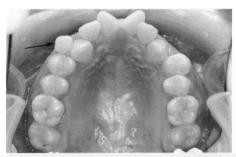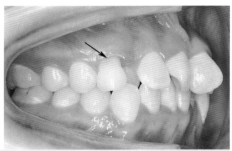

图 1-3-11　乳尖牙滞留，尖牙错位萌出（箭头示）

2. 如何预防和处理孩子乳牙迟迟不换？

由于饮食结构的变化，现在的精细食物越来越多，很多孩子的乳牙得不到咀嚼锻炼。建议家长多给孩子进食一些需要咀嚼的食物，尤其是在换牙时期，多让孩子食用玉米等需要咀嚼的食物，利于乳牙替换。当孩子出现乳牙迟迟不换时，家长可以带孩子找口腔科医生咨询，医生会根据具体情况判断是否需要拔除或何时拔除滞留乳牙。

十七、牙周病会引起牙齿不齐吗？

很多来正畸科就诊的成年患者会跟医生说，以前自己牙齿挺整齐的，可是最近开始出现松动了，上前牙向外"飘"，牙齿之间也有了缝隙，甚至嘴巴都闭不上了。这种情况常发生在患有牙周病的成年患者。由于牙周组织炎症，引起牙槽骨吸收，从而使牙齿松动度超过了正常范围。加上舌肌和口周肌肉力量的作用，导致牙齿发生倾斜移动和唇向扩展，出现牙齿向外"飘"和牙齿间间隙的情况（图1-3-12），影响患者的口腔功能和颜面美观。

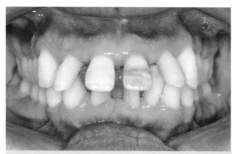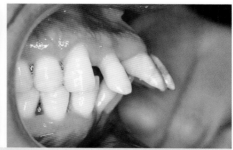

图1-3-12　重度牙周炎，造成上前牙向外"飘"

针对上述情况，建议患者及时到医院进行正规系统的牙周基础治疗。待牙周炎症控制后，可寻求正畸科医生的帮助，解决牙齿不齐的问题。

十八、夜磨牙会引起牙齿不齐吗？

1. 什么是夜磨牙？夜磨牙会给牙齿带来哪些危害？

有些成年人在睡觉时会发出"吱吱"的牙齿摩擦声。家长有时也会注意到自己的孩子在睡觉时有磨牙的习惯。这种夜磨牙习惯是一种非功能性的咬牙或磨牙，人群中大约有15%的儿童和青年人有一定程度的夜磨牙。这种习惯如果持续一定时间，可能会导致牙齿磨损、高度变短，形成前牙深覆𬌗。

2. 如何预防和处理夜磨牙对牙齿的影响？

引起夜磨牙的因素有很多。有研究认为牙齿咬合时出现的个别牙早接触或者咬合高点会导致夜磨牙，特别是在精神紧张的情况下更容易发生。因此，如果发现孩子存在夜磨牙，可到医院进行相应的治疗，包括个别牙齿的调磨、错𬌗畸形的矫治。对于牙齿已经出现磨损的患者，可在夜里睡觉时戴用𬌗垫，防止牙齿继续磨损，矫治夜磨牙习惯。

（严　斌　刘璐玮）

第四节　牙齿矫正的常见困惑

一、为什么牙齿可以移动？

许多正畸患者会有这样的疑问：牙齿真的可以移动吗？牙齿长在骨头里为什么可以移动？牙齿移动的机制是什么？

任何物体发生移动都需要力的作用，牙齿也一样。就像大树长在土壤中一样，牙齿长在牙槽骨中，牙齿与牙槽骨之间有一层膜样结构称为牙周膜。如果想要牙齿发生移动，首先要有力使这两种结构发生改变。

1. 正畸力的来源

（1）固定矫治：正畸科医生会在患者的牙面上粘接托槽，然后在托槽的槽沟里放置不同的弓丝如不锈钢丝、镍钛丝等，这些弓丝的形变力就是正畸力的主要来源。正畸力的另一主要来源是挂在托槽上的橡皮筋或链圈。

（2）功能矫治：进行功能矫治的患者会配戴功能性矫治器，此时的正畸力主要是口周肌肉的收缩力。

2. 正畸力对牙周膜及牙槽骨的作用机制

（1）牙周膜组织的改建：在正畸过程中牙周膜是牙受力的第一效应组织。牙周膜受到正畸力后发生压缩和拉伸，牙周组织产生信号分子，可以活化多种细胞参与到牙周组织的改建中，进一步促进牙齿的移动。

（2）骨组织的改建：牙齿受力后，牙槽骨一侧骨质被压迫发生吸收，另一侧则被拉伸形成新骨。这种旧骨的吸收以及新骨的形成会促使牙齿发生相应的移动。

总之，正畸牙齿移动是牙周膜、牙槽骨、牙骨质等牙周组织受到外力作用后发生的复杂的生理过程。

二、什么时候矫正牙齿较为合适?

小明开始换牙之后，妈妈就觉得小明牙齿排列不齐影响美观，每年暑假都会带着他来正畸科咨询，生怕错过了合适的正畸时间。那么，孩子究竟应从什么时候开始正畸呢?

1. 什么时候进行正畸治疗较为合适呢?

大家常说青少年需要矫正牙齿，最主要的原因是牙齿不齐的问题在这个时期才开始表现出来。总体而言，在恒牙早期开始矫治较为合适。这个时期牙弓发育已基本完成，牙齿排列也已基本定型。女孩一般在 11~14 岁比较适宜，男孩要晚 1~2 年。

2. 小的时候出现牙齿不齐或者颌骨关系不调就不用就医吗?

不是的。在乳牙期（3~5 岁）任何不利于全身及局部生长发育的因素均可能导致牙齿的排列、萌替以及咬合异常，从而造成颌骨和颜面的发育异常，影响颜面部美观。同时，在该时期口腔不良习惯如吮指、咬嘴唇、偏侧咀嚼、口呼吸等均会对孩子的牙齿排列造成不良影响。最常见的牙齿排列问题是乳牙反𬌗，也就是我们常说的"地包天"。如果在乳牙期出现了前牙反𬌗应进行早期矫治，阻断其发展，引导颌骨良性发育。此外，影响牙齿排列的不良习惯也应在这一时期予以纠正。

在替牙期（女孩 8~10 岁，男孩 9~12 岁），由于不良习惯导致的功能性错𬌗畸形，可以充分利用颌骨的生长潜能，通过促进或抑制颌骨的生长而达到治疗目的，这有利于青少年面型与功能的改善。

3. 正畸治疗有年龄限制吗？

一般来说，正畸没有严格的年龄限制。一般青少年正畸比较常见，随着年龄的增长，矫正难度也随之增大，因为有些骨性畸形在生长发育期矫正有一些优势，而成年人由于缺乏生长潜力，矫正难度就会加大，时间也会更长一些，而且有些严重骨性错𬌗畸形无法通过单纯的正畸治疗解决，需要进行正畸 - 正颌外科联合治疗。但总体而言只要牙周和口腔健康状况良好，都可以矫正牙齿。

三、成年人还能矫正牙齿吗？

过去，成年人正畸因较为复杂而很难实施。近年来，随着医疗水平的不断提高，口腔正畸学理论和技术的不断发展，成年人正畸也逐渐变成可能。随着人民生活水平和口腔保健意识的提高，成年人错𬌗畸形的矫正也越来越普遍。

1. 特点　成年人正畸分为综合性治疗和辅助性治疗，前者的目的与青少年正畸治疗相同，是为了改善牙齿的美观和功能，后者的目的是为了配合镶牙等其他治疗。

与青少年相比，成年人生长发育已经停止，牙槽骨改建比较缓慢，牙齿移动相对慢一些，需要的治疗时间较长，因此成年人正畸更为复杂。成年人的牙齿畸形常伴有其他口腔疾病，如龋病、牙周病、缺牙、牙齿磨耗、残冠、残根、口内不良修复体、颞下颌关节紊乱病等。

在开始正畸治疗前，要全面控制牙体、牙周疾病，拆除口内不良修复体，避免其影响矫治器的戴用和牙齿的移动。成年人需在良好的口腔卫生条件下进行正畸治疗，在治疗过程中也需配合医生注意观察牙体、牙周情况的变化。

2. 矫治条件　成年人矫治没有严格的年龄限制。一个 20 岁的年轻人与一个 80 岁的老人相比，若前者有严重广泛型侵袭性牙周炎，而后者的牙周仍健康，则后者更具备接受正畸的条件。因此，在开始正畸治疗前，患者需要配合医生进行全面的病史采集及口腔检查，如存在全身状况（妊娠、心血管疾病）、口腔状况（牙周条件、龋齿等牙体情况、颞下颌关节紊乱病）不佳的情况，应积极配合治疗，在全身状况和口腔情况达到正畸治疗的条件后，再开始正畸治疗。

成年人正畸由于复诊观察期较长，疗程一般较长，但成年人合作程度高，治疗目标明确，受生长发育等不确定因素影响小，对治疗反应敏感且主动关心，同样可以取得较好的治疗效果。不但可以排齐牙齿、改善容貌，而且有利于牙周健康。

3. 治疗手段　由于正畸技术的不断发展，正畸手段除了传统的活动矫治器和固定的不锈钢托槽外，也逐渐多元化。成年患者如果不希望正畸影响社会活动，可以选择美观性能更好的矫治器，如新型的生物陶瓷托槽、透明托槽、舌侧矫治器以及隐形矫治器等。

生物陶瓷托槽和透明托槽较以往的金属托槽更为美观，同时拥有良好的生物相容性。生物陶瓷托槽不含任何金属成分，适用于对金属过敏的患者。舌侧矫治技术是将原本安装在牙齿外侧的托槽转移到了内侧，矫治过程完全不影响美观。隐形矫治技术是利用 CAD/CAM 技术，根据每位患者的实际情况进行诊断、设计，采用完全透明的塑料矫治器进行治疗，完全没有托槽和钢丝，患者可以自行取戴。

此外，严重骨性畸形的成年患者在前期正畸治疗结束后还需配合正颌手术来达到最好的效果。成年患者由于常存在牙列缺损及牙槽骨吸收，往往难以获得适当的支抗，因此有时需在牙槽骨上植入微种植钉，以提供更大的支抗。

4. 注意事项　对于所有患者，尤其是成年患者，无论是否进行正畸治疗，未来的增龄性变化不可避免，所以正畸后必须进行保持。除了配戴保持器外，还需要及时进行系统的牙周维护，减轻咬合负担等措施。对大多数患者而言，医生建议每 3 个月进行一次口腔卫生复查。口腔卫生较差的患者平时可结合使用电动牙刷及牙间隙刷以更好地进行口腔清洁。

四、牙齿矫正需要花多长时间？

牙齿矫正是一门临床医学，有科学的治疗程序，主要分为三个阶段，所需时间受到多种因素的影响。

（一）牙齿矫正的一般步骤

第一阶段是牙齿排齐和牙列整平。牙齿排齐是指使错位牙入列，一般需 9~12 周（3~4 个月）才能完成。牙列整平是将牙齿的高低位置调整为正常的关系，使牙列中的每个牙尖与正常𬌗平面的接触达到正常，上、下颌前牙既没有深覆𬌗，也没有开𬌗，整平过程大约也需要 9~12 周（3~4 个月）完成。

第二阶段是调整尖牙、磨牙关系，内收前牙和关闭拔牙间隙。对于拔牙患者，一般拔牙间隙为 7mm，牙齿以每个月 1mm 的速度移动，内收 4 个前牙约需要 6~9 个月完成。

第三阶段为牙位和咬合关系的精细调整，属于矫正的完成阶段，约需 5~9 个月。

（二）影响牙齿矫正疗程的因素

正畸治疗时间长短的影响因素有很多，其中作为治疗主体的患者对疗程的长短影响最大，年龄、性别、矫正意愿及配合程度、不同的骨骼垂直生长型、矫治设计方案及矫治器对疗程也有一定影响，治疗所需要的时间也会有所增减。

正畸患者矫治时间的长短受多种因素影响，个体差异大。矫治结束后还需要进行保持治疗，而具体的保持时间要根据患者的牙列不齐程度和治疗要求而定。

五、矫正牙齿为什么要拔牙？

1. 为什么很多人正畸要拔牙？

很多人存在着牙量和骨量不协调的问题，也就是说牙量大于骨量，牙齿的总周长大于颌骨的周长，导致牙齿拥挤、排列不齐和嘴凸等问题。这种情况就需要通过拔牙来挪出空间让其他牙齿移动，最终排齐牙齿，进而改善咀嚼功能和面型美观。

2. 如果不想拔牙却想正畸，可以吗？

对于轻度牙列拥挤和牙齿前突的患者，排齐牙齿所需要的额外间隙比较少，这时候可以通过扩大牙弓的宽度、将磨牙向后推动、片磨少量牙齿等方法获得额外间隙。

对于重度牙列拥挤或者牙齿前突的患者，采取以上方法可能仍然无法获得足够间隙，此时必须拔除某些牙齿才能获得满意的效果。

如果作为家长或患者，坚持不拔牙矫正，可以选择折中一些的方案，牺牲一些矫正效果。

3. 正畸时一般拔除哪颗牙呢？

一般拔掉尖牙后面的那颗牙即第一前磨牙。上、下颌左右两侧每个区域各有两颗前磨牙，它们的形态和功能非常相似且承担的咀嚼功能较少，所以拔掉其中一组这样的牙齿是没有太大影响的。

一般采取对称拔牙，如果患者口内有患牙（龋齿、牙折、根管治疗后、残根、畸形牙、阻生的智齿等），需要优先考虑拔掉这些牙，即使这会增加治疗的难度，或者使最终的矫治结果不甚完美，但是能够保留健康的前磨牙也是值得的。这些问题需要医患协商，考虑患者的主观意愿。

4. 拔牙是否会有副作用？

医生会根据治疗方案选择拔除哪颗牙齿以及拔除牙齿的数量。牙齿拔除后的空隙会由前后牙齿的移动来填补，骨的改建会适应拔牙后牙槽窝的空虚，且拔除的牙齿在口内的功能也可由其他牙齿来代偿，所以不用担心拔除后对进食、语音等产生不利影响。而且，一般来说拔牙后咬合关系更稳定，保持效果优于不拔牙。

六、拔牙会伤到神经吗？麻醉会影响孩子智力吗？

拔牙不会伤到脑神经，但有伤害下颌神经的风险，比如拔除下颌低位阻生智齿的时候。不论是全身麻醉还是局部麻醉都不会影响孩子智力。以拔牙常用的局部麻醉为例，其消除疼痛的机制在于药物作用于局部的感觉神经，阻断了痛觉的信号传输，并非作用于大脑的中枢神经系统。

七、拔牙矫正对身体有伤害吗？

在正规医院的口腔正畸科就诊，拔牙矫正是很普遍、成熟的治疗方式，只要遵循医嘱，正畸拔牙不会造成牙齿松动或其他后遗症，更不会对患者的牙齿功能和健康造成危害。正畸科医生通常会按照"尽可能保留好的牙齿，拔除坏的牙齿"的原则设计治疗方案，并不会影响牙齿功能的发挥或引起其他问题，但是却可以腾出空间排齐我们的牙齿，使咬合功能最大化，美观度提高。

八、为什么有的人矫正牙齿还需要做手术？

上、下颌骨是牙齿的支持组织，颌骨过长或过短，过宽或过窄，不仅影响患者外形，而且会导致咀嚼或吞咽困难、发音障碍，有时也会导致患者不自信等心理问题。一般牙齿矫治是借助矫治器产生的力，将错位的牙齿移到正常位置，而牙根所在的颌骨的形态和大小决定了牙齿能够移动的距离和范围。如果患者就诊时恰好在颌骨生长期，医生可以利用颌骨自身的生长特点进行颌骨的生长改良。如果错过此阶段，颌骨的畸形只能通过正颌手术矫正，因而一些严重的畸形需要正畸科医生和外科医生联合完成矫治。一方面使患者的牙、咬合功能得到改善，另一方面可以改善患者的容貌，是功能与形态相结合的治疗。

九、正畸治疗后牙齿会不会松动？

在正常情况下，每个牙都有一定的生理动度以便缓冲咀嚼压力，防止牙齿受创伤。在正畸治疗时，牙齿松动度增加是正常的反应。牙齿受到外力，发生牙槽骨和牙周膜的改建，因而变松动。但牙齿矫正到正常位置停止移动后，牙槽骨改建完毕，牙周膜重新附着，牙齿就会变得和以前一样稳固，不会发生永久性损伤。

十、矫正牙齿过程中牙齿为什么会疼？

当牙齿受到轻微而持续的外力时，牙齿周围的牙周膜受到挤压、拉伸。牙周膜内除了连接牙齿与牙槽骨的牙周韧带外，还有丰富的神经、血管与细胞。当牙周组织受力后会释放出一些神经传导物质来刺激神经，产生痛觉传导给大脑。这些疼痛是人体对矫治器和外力刺激的一种正常反应，随后这些化学物质可自行分解，疼痛的感觉就会逐渐减轻。因此，正畸治疗中牙齿疼痛是间断性、可以忍受的，一般不会影响治疗的进行，如果患者疼痛剧烈且不缓解就必须及时去医院重新调整矫治力。

十一、矫正牙齿可以瘦脸吗？

矫正牙齿并不能达到瘦脸的目的，很多人拔牙正畸之后感觉脸变瘦了，这只是一种暂时性的效应。因为正畸治疗期间吃的食物较软，咀嚼力度下降，咀嚼肌（主要是咬肌与颞肌）会发生相应的萎缩，等到正畸治疗结束之后咀嚼力恢复正常，咀嚼肌得到应有的锻炼即会重新恢复原来的状态。相对而言正畸对于侧貌的影响远远大于对正面的影响。面部的宽度是由颌骨的宽度决定的，矫正牙齿并不改变颌骨的宽度。

十二、戴牙套会过敏吗？

通常所说的"牙套"在医学上称为矫治器。一般来说戴牙套不会引起过敏，极少数过敏性体质的患者对金属托槽有过敏现象，可以选择使用陶瓷托槽或者无托槽隐形矫治器。

十三、美容冠等于牙齿矫正吗？

美容冠，也就是所谓的"七天快速正畸"，其实就是以"正畸"之名，行"烤瓷"之实，是将牙齿磨小，制作烤瓷冠或瓷贴面，达到改变形状和排列牙齿的目的。虽然治疗时间确实很短，但是这样做可能会导致牙龈红肿、出血，牙齿松动，牙髓坏死，根尖炎症，牙冠脱落，瓷面崩脱等永久性损伤。如果希望在牙齿矫正的过程中也能参加正常的社交和职业活动，可进行隐形矫治或舌侧矫治，但这类矫治器仍需长期配戴，因此必须有耐心，切勿因求快而得不偿失。

十四、牙齿矫正期间可以怀孕吗?

牙齿矫正期间是可以怀孕的，但不建议怀孕过程中配戴矫治器。这主要是考虑到正畸加力后对患者咀嚼食物有影响，会影响准妈妈的营养摄入。怀孕妇女如果口腔卫生不好，由于激素水平的改变，容易患妊娠期龈炎或者牙周炎。

（张卫兵　潘永初）

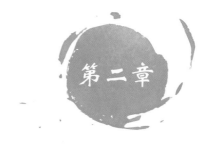

第二章

牙齿矫正的就诊流程

第一节　矫正前的准备

一、为什么要进行正畸治疗?

1. 什么是正畸治疗?

正畸治疗就是通常所说的牙齿矫正,即通过有效控制的牙齿移动,达到良好的咬合关系,从而改善功能,比如提高咀嚼效率、改善气道通气等,并改善美观。

2. 为什么一定要在正畸治疗后才能镶牙?

因为镶牙需要有大小合适的缺牙间隙,而很多患者因为牙齿缺失时间过长导致缺牙间隙发生了变化,或者本身的牙齿咬合错乱,所以必须要先通过正畸治疗将缺牙间隙调整到理想的大小,咬合调整到正常位置,然后再镶牙,这样才能保证镶牙的效果。

3. 牙周病患者正畸治疗后会不会使牙齿变得更松动？

牙周病患者在正畸治疗前必须要经过系统的牙周治疗，待牙周组织恢复健康的状态后才能开始正畸治疗。在正畸治疗过程中也必须按照医嘱定期进行牙周维护治疗。在完善的牙周维护治疗的前提下，牙周病患者正畸治疗不会加重牙齿的松动。

4. 为什么正颌术前正畸会越治越"丑"呢？

正颌术前正畸的目的是要去除牙齿的代偿，充分暴露颌骨本身的问题，为正颌手术创造空间。因此，正颌术前正畸会让原本的畸形越来越严重，这样术后的效果才会好。

5. 哪些口腔疾病及全身性疾病需要在正畸治疗开始前治疗？

口腔疾病包括龋病、牙龈炎、牙周炎等。全身性疾病包括慢性鼻炎、扁桃体肥大、腺样体肥大、糖尿病等。

6. 为什么成人正畸治疗前及治疗中需要进行常规牙周维护？

牙周炎是成人最常见的口腔疾病之一。在牙周组织炎症未被控制的前提下，正畸治疗会加重牙周炎的进展，甚至导致牙齿松动脱落。因此，正畸治疗前及治疗中必须进行常规牙周维护。

7. 先种植牙还是先正畸？

在大多数情况下，如果种植牙的修复间隙不足并且伴有咬合问题，必须先进行正畸治疗，调整好缺牙间隙及咬合关系，再进行种植手术。具体情况应先咨询种植科医生。

二、还有其他口腔问题能进行正畸治疗吗？

1. 儿童必须等牙齿替换完成后才能进行正畸治疗吗？

轻微的牙齿拥挤、扭转、间隙等情况可待牙齿替换完成后再进行正畸治疗。但一些特殊情况是需要在牙齿替换完成之前进行早期矫治干预的。这些特殊情况包括但不限于："地包天"（下颌前突或上颌发育不足）、"天包地"（上颌前突或下颌发育不足）、阻生牙等。具体情况请咨询正畸科医生。

2. 为什么有些患者需要观察其生长发育情况，待成年后再进行手术矫治？

一些非常严重的骨性畸形，比如"地包天""天包地"或者面部偏斜，单纯正畸治疗是无法达到理想效果的。如果这些患者在生长发育期进行了矫治，随着生长发育，不排除骨性畸形会越来越严重，从而导致畸形复发的可能，影响矫治效果的稳定性。所以，需要观察生长发育情况，待成年后再进行手术矫治。具体情况建议咨询正畸科医生。

3. 修复的冠以及贴面对正畸治疗有影响吗？

传统的正畸固定矫治器是需要粘接在牙面上的。如果在正畸治疗前已进行了冠或贴面修复，因在粘接正畸矫治器时会使用特殊的材料进行酸蚀和粘接，就会破坏冠或贴面的表层和美观，需要在拆除正畸矫治器后重新修复。

4. 外伤牙能否进行正畸治疗？

外伤牙可以进行正畸治疗，但与正常牙齿相比，外伤牙更容易发生牙齿与骨头粘连，导致牙齿无法移动、牙根吸收、牙髓坏死等风险。

5. 牙根短能进行正畸治疗吗？

牙根短的牙齿，在正畸治疗过程中更容易出现牙齿松动的风险。如果牙根太短不建议进行正畸治疗。

6. 根管治疗后的牙齿是否可以进行正畸治疗？

根管治疗后的牙齿可以进行正畸治疗，但与健康牙齿相比，根管治疗后的牙齿更容易发生劈裂、牙根粘连和牙根吸收等风险。

7. 正畸治疗的拔牙方案能否把龋坏牙拔除？

正畸科医生考虑拔牙方案时，在满足正畸治疗需要的前提下会优先拔除有严重龋坏的牙齿。具体情况应与正畸科医生沟通。

三、正畸治疗的一般流程是什么？

1. 正畸治疗前需要准备什么？

正畸治疗前可以先进行系统的牙周治疗并治疗龋坏的牙齿。某些龋坏牙齿有可能在正畸治疗方案中被拔除，可先咨询正畸科医生。但拔牙最好是等待正畸治疗计划最终制订之后再进行。

2. 正畸治疗前为什么要验血？

验血是为了对传染病患者进行筛查，并采取相应的措施以避免交叉感染的发生，从而保护患者和医护人员的健康。

3. 拍摄口腔 X 线片对身体有影响吗？

口腔 X 线片的放射剂量非常低，一般不会对人体健康产生不利的影响（孕妇除外）。

4. 正畸治疗取牙模型的作用是什么？

取牙模型的目的是为了准确记录患者在正畸治疗前、治疗中以及治疗后牙齿的排列情况和咬合状态等，便于医生进行分析和制订治疗计划，是常规的医疗记录之一。

5. 为什么要用照相机拍摄面像和牙像？

用照相机拍摄面像和牙像，是为了记录患者在正畸治疗前、治疗中以及治疗后面部外形、牙齿排列咬合的情况，便于医生进行分析和制订治疗计划，也是常规的医疗记录之一。

6. 正畸粘托槽后怎么刷牙？

粘托槽后刷牙的原理与未粘托槽时是一样的，推荐采用 Bass 刷牙法，重点清洁的部位是托槽周围和牙齿与牙龈交界处。除了牙刷之外，正畸患者刷牙也需要用到特殊的辅助工具，包括牙线、引线器、牙间隙刷等。

（谷　岩）

第二节　常规矫正流程

一、错殆畸形的诊断过程是怎样的?

错殆畸形开始矫治之前，医生通常都要进行详细的问诊、临床检查、X线检查以及一些相关的特殊检查等才能针对病情制订出治疗方案。

(一) 医生会询问的问题您能回答吗?

初次就诊时，医生会询问您想解决的错殆畸形问题是什么或者您觉得您的牙哪里不好。因为医生形成的诊断印象有可能和您的治疗要求不完全相同，所以医生必须了解您的治疗要求，才能制订出既符合专业标准又尊重您的要求的治疗设计。就诊时要清楚自己的矫正要求，不要用"想把牙治漂亮"或"好看"这样的词语描述。矫治要求要尽量具体。

1. 您知道自己的矫正要求吗?

就诊时需要向医生表达您对自己错殆畸形问题的认识及要求，且需具体，如牙齿不齐、嘴凸、牙列间隙、咬合不好、"地包天""下巴后缩""下巴前突"、上牙前突、前牙咬合深、前牙咬不住、缺失牙、牙齿未萌出等。您可能同时存在几个问题需要解决。

2. 正畸治疗对面部有影响吗?

正畸治疗以移动牙齿为主，通过移动牙齿获得牙列的排齐、咬合关系的改善。有些畸形通过拔牙治疗把前牙向舌侧移动可以减小唇部的凸度，改善侧貌轮廓。当然这种影响主要在面下部即鼻尖至下巴的区域。

(1) 替牙期 (6~12 岁) 时对骨性的"地包天"或下颌后缩的治疗可以影响颌面骨骼，对面型产生更显著的影响，如上颌骨的前移 (鼻子周围的丰满度增加) 或下颌长度的增加 (下巴的前移) 等。

(2) 对于恒牙期 (12 岁以上)，严重的骨性畸形如"地包天"、下颌后缩或面部不对称可以通过正畸加上正颌手术的方法显著改善面型。

3. 您知道您（或您的孩子）的生长发育情况吗？

有些畸形的治疗需要考虑患者的生长发育情况，选择合适的时机治疗以提高治疗的效率。有些治疗需要利用青春期颌骨生长的加速，有些治疗则需要避开青春期。儿童个体差异很大，年龄只是一个参考。患者家长需要了解孩子近期身高变化（如每年身高增长情况、持续了几年等）、月经初潮等帮助医生判断是否适合开始治疗。

4. 您的孩子愿意进行牙齿矫正吗？

正畸治疗需要患者的合作才能获得理想的治疗效果。正畸患者年龄较小，合作常成为主要问题。孩子有牙齿矫治的意愿，才能更好地合作。患者不合作常带来龋齿、牙龈炎、治疗时间延长、矫治效果不佳等问题。当您准备带孩子进行牙齿矫正时，一定要了解孩子目前是否有矫治的愿望、能否合作，或者您的孩子能否被很好地调动起进行牙齿矫治的积极性。否则，治疗过程对孩子、家长及医生都是痛苦的经历。

5. 您的家族中有同样的情况吗？

错𬌗畸形受遗传和环境的共同作用，有明显的家族遗传特点，而且遗传特点还是劣势遗传。父母的错𬌗畸形对孩子产生很大影响，父母及家族的面型也明显影响孩子的面型。

6. 您的孩子在家及学校的表现如何？

错𬌗畸形的矫治需要患者良好的合作，如彻底清洁牙面、保持口腔卫生、不能进食过硬或过韧的食物、按照治疗要求挂皮筋等。患者需要一定的学习能力和合作的态度。了解孩子平日的表现有助于帮助医生判断是否能在目前开始矫治。家长需要客观提供信息，切忌看到其他同龄人已经开始矫治而跟风进行。

7. 您知道自己的咀嚼习惯吗？

多数人的咀嚼习惯是双侧咀嚼，从而保证了两侧咀嚼肌肉的平衡发育。单侧咀嚼或偏侧咀嚼的人一侧肌肉较对侧发达，颌骨由于长期的偏侧咀嚼也会发生一些移位或不对称生长，造成面部的不对称。保证双侧咀嚼习惯可以避免由于不平衡的功能导致的面部畸形。

（二）诊断时医生会进行哪些临床检查？

在准备进行正畸治疗前，医生除了了解患者的要求，还需要进行详尽的检查，发现患者存在的问题，从而制订出相应的正畸治疗计划。

1. 牙齿矫正为什么要检查面部？

虽然多数正畸治疗是以移动牙齿为主，但是有些情况下也会对面部的形态产生影响。治疗前唇部、颏部的凸缩程度，面部尤其是面下部（鼻尖到下巴的距离）的高度，唇齿关系等决定着您的治疗方案，包括是否拔牙、拔哪些牙、牙齿该怎样移动等。

2. 您每天的刷牙情况怎么样？

多数患者的正畸治疗需要戴用粘在牙齿表面的固定矫治器，这会增加彻底清洁牙齿的难度。所以，希望进行正畸治疗的患者一定认真刷牙，保持良好的口腔卫生。牙齿清洁不佳可能会产生严重的正畸并发症，如牙齿脱矿或牙龈、牙周组织的疾病。在正畸治疗前医生会认真评价您的口腔卫生状况，了解您的刷牙习惯并进行指导。

3. 正畸治疗前为什么要进行牙周的检查？

正畸治疗要依靠健康的牙齿周围组织产生骨吸收和骨形成并建立新的平衡来实现。当存在牙周病时，牙齿受力后骨的吸收与破坏会加强，从而影响牙齿的健康、功能及牢固程度。我国成人牙周炎的患病率超过50%，且多数没有定期进行牙周治疗与维护。所以，正畸治疗前需要进行牙周检查与评估，对于成人牙周病患者，正畸治疗前必须进行系统的牙周治疗以彻底控制牙周炎症。

4. 您做过哪些牙齿的治疗？

为了制订完善的正畸治疗计划，医生需要了解您所有的牙齿状况，会询问以往的牙齿治疗史：是否补过牙，是否"杀过神经"，这些牙治疗后情况如何、有无症状，有无牙齿的外伤史、外伤情况怎样，以往是否进行过牙齿正畸、治疗的时间、保持情况等。这些信息会帮助医生做出最优的治疗计划。

（三）正畸诊断为什么要进行一些辅助检查？

在正畸治疗计划设计之前，医生除了进行相关的临床检查之外，通常需要进行一些辅助的检查如拍摄 X 线片、模型及功能检查，甚至拍摄锥形束 CT（CBCT），以帮助医生获得更全面的信息，完成诊断与设计。

1. 为什么要拍摄 X 线片？

虽然牙齿的畸形通过临床检查一目了然，但是颌骨间关系、牙根的长短、牙齿的倾斜程度、牙槽骨的高度及厚薄都会影响治疗的设计及治疗风险的评估。而这些信息都需要通过 X 线检查才能获得。

2. 正畸诊断需要拍摄哪些 X 线片？

正畸治疗前一般至少需要拍摄 2 张 X 线片，分别是头颅侧位片和全口牙位曲面体层 X 线片。面部不对称的患者，需要加拍头颅后前位片。有些估计需要较多牙齿移动或者有埋伏牙的患者，还需要拍摄 CBCT。临床检查中发现有颞下颌关节紊乱病的患者，可能需要加拍双侧颞下颌关节的 X 线片。

3. 为什么您带来的某些 X 线片不能用？

治疗前拍摄的头颅侧位片医生会测量分析，以协助诊断与治疗设计。正畸治疗过程中，一些关键时候可能还需再次拍摄以指导治疗。不同的机器片子的放大率不同，会影响判断的准确性。所以，一般情况下头颅侧位 X 线片不接受从外院带来的片子。此外，一些在其他医院拍摄的 CBCT 片，需要有全面的断层信息或携带的光盘须有系统软件，才能提供指导，否则可能也需要重新拍摄。

4. 为什么要咬牙印？为什么有的患者需要不止一副牙印？

正畸治疗前，需要咬牙印做出模型，以帮助医生进行诊断和治疗设计。同时，牙殆模型保存后还可以在治疗中进行对比，评价治疗进行的情况。

有时候，正畸治疗前可能需要制取不止一副牙殆模型，这是因为还需要用模型制作某些特殊的矫治器。

5. 口腔内扫描是怎么回事？

目前也可通过口内扫描仪直接获得牙齿的数字化模型，便于存储且节省空间。结合 3D 打印技术，需要时可直接将牙殆模型打印出来。口内扫描可以在十几分钟内完成，减少了传统制取牙殆模型的不适感。

6. 为什么要咬蜡片？

（1）稳定模型的咬合关系：有的患者咬合不稳定，只有个别牙齿能咬合在一起。模型制作出来后，很难确定患者真实的咬合关系。医生会在制取模型的同时，用一个稍微加热后的医用蜡片，让您在平时正常的咬合位置上咬住，作为稳定的咬合记录。也有医生会用硅橡胶材料完成咬合记录。

（2）制作矫治器：一些下颌前突或后缩的患儿，在制作功能性矫治器之前，医生会让患儿下颌移至某个特定位置上时用蜡片进行咬合记录，并以此进行功能性矫治器的制作。

（四）诊断的形成

医生通过详尽的问诊、临床检查及必要的辅助检查后，会认真地分析，将牙殆的全部问题列出，形成诊断。

经过以上过程，医生会告诉您他认为您存在的问题，当然医生对您错殆畸形问题的认识可能不完全与您相同。通常，医生的认识更专业，标准可能更高。但是，在治疗方案的制订时医生会征求您的意见，形成最终的治疗方案。

二、什么是牙齿矫正的治疗计划？

准备开始正畸治疗前，经过以上过程后医生会根据您错殆畸形的情况制订治疗计划，包括正畸治疗前需要处理的全身健康问题、口腔健康问题，最佳的治疗时间是什么时候开始，错殆畸形怎么治疗、治疗顺序，是否需要拔牙、拔牙位置，以及治疗过程中是否需要安放其他辅助装置等。

（一）是否有其他的疾病需要治疗？

一些全身性疾病的存在或治疗可能会影响正畸治疗中的牙齿移动，从而影响正畸治疗的效果，如甲状腺疾病、垂体疾病、激素分泌异常等影响骨代谢的疾病或服用影响骨代谢的药物。所以，在准备开始治疗之前，对存在的其他疾病和正在服用的药物要清楚地告诉医生。

（二）是否有其他的口腔科问题需要处理？

错𬌗畸形矫治时要求牙齿健康，不能有进展中的牙周炎、未经完善治疗的龋坏牙、牙髓病、根尖周炎等，相关牙齿疾病均需正畸前治疗。对于已经"杀过神经"的牙齿需要评价在正畸治疗前是否需要进行牙冠的修复。但是，受过外伤的牙齿牙髓的坏死是缓慢出现的，治疗前的一般检查有时发现不了，正畸中才逐渐表现出牙齿的变色。如果有明确的牙齿外伤史，应该在治疗前告知医生，医生会进行牙髓活力测试以便做出更完善的治疗设计。

（三）什么时候开始矫正？

任何疾病的治疗都有最佳治疗的时机问题，错𬌗畸形也不例外。一般的牙齿问题如牙列拥挤在恒牙全部替换后（12 岁以后）即可开始。青少年由于生长发育及修复能力较强，治疗的副作用如牙根吸收和牙槽骨吸收较少见。但是，错过最佳的矫治时机，成人治疗的病例目前临床也很多。对于一些需要配合修复治疗的牙列间隙，需要精确判断，过早开始治疗意味着需要在治疗后较长时间戴用保持器，否则可能到成年可以进行修复治疗时，会出现修复间隙或条件不好的情况。

对于上颌发育不足引起的"地包天"，一般需在 6~8 岁时进行治疗。若过晚治疗，矫治效果会不佳。对于上颌前突或下颌后缩导致的前牙间距离过大或咬合过深，一般在身高开始明显变化的生长发育加速期（一般男孩 11~12 岁，女孩 10~11 岁）进行，治疗效率较高。

（四）错𬌗畸形如何解决？

医生经过详细的检查与分析后，形成诊断印象，有时还会和其他口腔专业的医生进行会诊，从而制订完善的正畸治疗计划。接下来会告诉您怎样解决您存在的问题，包括是否拔牙、拔牙位置、是否要辅助装置、选择怎样的矫治器，以及什么时候开始治疗。

（五）如何选择治疗方案？

多数情况下医生可能会提出两种或两种以上的治疗方案。通常医生提供的第一方案是医生认为的最佳方案，包括对效果和治疗风险的考虑。当然，您有可能并不想解决医生发现的所有问题。这时就会有第二或第三方案，有时情况复杂可能会对治疗结果有一定的折中。也请理解医生有时不能完全满足您的要求，因为医生不能违背医疗常规进行治疗。对治疗的复杂性和治疗风险，也需向医生了解清楚，需要在治疗前认真考虑，不要匆忙开始。

（六）正畸一定要拔牙吗？

由于我国患者面型的特殊性，正畸治疗的拔牙率远高于西方国家，尤其是对于牙列拥挤、面型前突、咬合关系不好的患者。这种情况下的不拔牙治疗，常会引起面型的破坏或治疗结果的不稳定。

（七）治疗大概需要多长时间？

乳牙期或替牙期阶段的正畸通常仅解决部分影响患儿发育或正常口腔功能的错𬌗畸形，矫治时间一般不长，几个月至 1 年左右。

恒牙期以后的错𬌗畸形，由于需要将患者所有的错𬌗畸形问题解决，治疗比较复杂。正畸治疗需要让移动的牙齿不出现松动、明显的牙根吸收或牙槽骨的破坏。所以，治疗中牙齿移动的速度不能太快，要让牙齿周围骨的变化接近生理变化。恒牙期的正畸治疗时间一般在 2 年以上，且治疗时间受很多因素影响，如拔牙与否、年龄、错𬌗畸形的复杂程度、患者的合作程度等。此外，在牙齿移动的速度上，也存在很大的个体差异。在治疗前医生通常不能精确告诉您治疗的时间。

（八）治疗能够达到怎样的效果？

在正畸治疗前，患者会对治疗的效果有所期待，而且也应与医生详细沟通，确认哪些问题能够通过正畸治疗解决，哪些问题解决不了。比如，想通过正畸治疗达到瘦脸的效果，想通过单纯的正畸治疗解决小下颌、"大下巴"、面部不对称等问题是不太可能的。但是，正畸治疗后通常牙齿会排列整齐，咬合关系会改善。

（九）治疗后怎样保持？

经过漫长的正畸治疗，终于可以摘掉矫治器啦。但是，治疗并未结束。因为牙齿移动后，其周围的骨骼及软组织并不能马上完成改建和适应，还需要认真戴用保持器，等到矫治结果稳定为止。正畸科医生通常会根据您的情况设计保持器和保持时间，可以是能够自行摘戴的活动保持器，或者是粘在牙齿舌侧面的固定保持器。患者应按照医嘱戴用，并按时复诊，医生会根据保持的效果决定保持的时间。通常不少于1年。

三、牙齿矫正是如何实施的？

错𬌗畸形的矫治是通过戴用矫治器，施力于牙齿、肌肉或骨骼上，完成牙齿的移动或颌骨的改建从而达到错𬌗畸形矫治的目的。

（一）矫治一定要戴牙套吗？

乳牙期或替牙期时，由于口腔不良习惯如吃手指或吐舌导致的一些畸形，只要教育患者停止不良口腔习惯，错𬌗畸形就可能自行减轻或消除。由于腺样体肥大、慢性鼻炎等导致的口呼吸可通过治疗引起气道狭窄的疾病而得到缓解，可不需配戴矫治器治疗。但是，一般情况下错𬌗畸形的矫治都需要戴用牙套，根据错𬌗畸形的情况或对牙套的特殊要求，选择不同的牙套。

（二）如何选择牙套？

1. 乳牙期和替牙期的早期矫治　一般应用简单易清洁的矫治器，以活动矫治器为主。

2. 恒牙期的矫治　因为固定矫治器对牙齿的控制较精准，可实现各种需要的牙齿移动，故成为主要的矫治器。粘在牙齿唇侧的矫治器应用较多，一则经济，二则医生的操作也相对简单。

3. 对于美观要求较高的患者还可选择唇侧的陶瓷托槽、舌侧矫治器以及隐形矫治器。隐形矫治器由于目前的材料性能以及和牙齿的接触方式，对于复杂的牙齿移动尤其是转矩及牙根移动的控制稍差。复杂的错𬌗畸形选择时要稍慎重，否则可能需要的治疗时间较长或影响治疗效果。

（三）为什么需要定期复诊？

牙齿移动需要施加适当的力量于其上，随着牙齿的移动，加于其上的力量逐渐减小或消失，而达不到引起牙齿移动的力量，所以需要患者定期复诊加力。其次，错𬌗畸形矫治的过程中随着牙齿的移动，可能出现一些牙齿的咬合干扰，如不及时处理可能会出现牙齿的创伤、松动或疼痛。再次，完成不同的牙齿移动需要的钢丝尺寸和硬度也不同，需要及时更换调整。患者如不定期复诊，常会造成治疗的时间延长或失控。

（四）为什么有些错𬌗畸形需要在儿童期开始治疗？

儿童期是生长发育旺盛的时期，修复能力也较强，在儿童期矫治可降低一些治疗副作用的发生。此外，有些治疗需要利用儿童的生长发育潜能，如功能性矫治器的使用是期待利用下颌的生长矫治前牙的大覆盖和侧貌突的问题，上颌的前方牵引和腭部开展治疗需要利用骨缝尚未骨化来实现上（下）颌骨骨量的增加以改善颌间的长度或宽度关系。过了生长发育期，这些治疗效果会不好或对牙齿、牙槽骨造成损伤。

（五）小时候戴过牙套，为什么牙齿换完后还需要再治疗？

有些患者在乳牙期或替牙期进行过矫正，但是进入恒牙期后仍需正畸。这是由于乳牙期和替牙期解决的问题只是针对影响患者颌骨生长发育或口腔正常功能的错𬌗畸形进行的矫治。牙齿的排列及精确的咬合关系需要在恒牙期彻底解决。进行过早期矫治的儿童大多数需要在恒牙期进行正畸综合治疗，只是使治疗的难度降低。

四、牙齿矫正患者应该如何配合治疗?

(一)治疗是医生的事,还需要患者配合吗?

任何疾病的治疗都需要患者和医生良好的合作,才能获得理想的治疗结果。这就是为什么治疗前医生要对患者进行治疗态度和合作度的评价。治疗过程中,患者需要保护矫治器、认真刷牙、按照要求戴用牵引皮筋、按时复诊等。不能配合的患者常会延误治疗时间而影响治疗效果。

(二)戴用固定矫治器时需要注意什么?

1. 保护矫治器　注意不能进食过硬的或者过大块的食物,避免"啃"的动作。刷牙时也要避免用硬的牙刷头碰撞托槽,否则易导致粘在牙齿上的矫治器脱落。矫治器的损坏会增加不适感和复诊次数,带来不必要的麻烦。

2. 口腔维护　戴用固定矫治器最难的问题之一是彻底清洁牙齿,可能需要未戴矫治器时 2~3 倍的时间来刷牙,可借助一些辅助工具如正畸专用牙刷、牙间隙刷、牙线等。也可能需要每隔半年就去牙周科进行牙齿洁治。

(三)戴用活动矫治器需要注意什么?

活动矫治器可以在吃饭、刷牙时摘下。需要注意矫治器戴入口腔后是否贴合、是否戴得牢。活动矫治器很容易脱位,通常起不到好的矫治作用,复诊时需要让医生帮助调整。活动矫治器需要按照要求戴用足够的时间,戴用时间不足会延长治疗时间且治疗效果也会受到影响。

(四)戴用隐形矫治器需要注意什么?

隐形矫治器与其他活动矫治器不同,是将牙齿全部包绕,在牙齿的咬合面上也有矫治器覆盖。戴用时需要注意以下几点:

1. 戴入时需要检查矫治器是否和牙齿完全贴合,不能完全贴合的矫治器效果不佳,通常需要在每天戴入后用咬胶帮助就位贴合。

2. 隐形矫治器要求每天戴用时间超过 20 个小时,否则会影响治疗效果。

3. 隐形矫治器治疗时牙面上会粘很多叫做"附件"的突起，它们很容易着色，也易附着细菌。在戴用矫治器期间不要进食色素太重的食物且需要认真刷牙，以避免附件着色影响美观。

（五）戴用陶瓷矫治器需要注意什么？

陶瓷矫治器的优点是颜色与牙齿接近，美观性较好，但是也容易着色。应避免食用颜色过深的食物且进食后需立刻刷牙。陶瓷材料比金属脆，易折断损坏，且材料相对硬度大，咬合过紧的牙齿在戴用陶瓷矫治器后，会有牙尖的显著磨平。选用矫治器时建议多听医生的建议，避免牙齿损伤。

（六）戴用舌侧矫治器需要注意什么？

粘在牙齿舌面的矫治器叫舌侧矫治器，它的优点是不影响美观。但是，舌侧矫治器更靠近牙龈，刷牙及口腔卫生的维护难度加大，需要格外注意舌侧的清洁。此外，舌侧矫治器会对舌产生激惹影响发音或造成舌体的不适感，患者需要一些时间适应。

（李巍然）

第三节　矫正后的保持

一、正畸治疗结束后一定要戴保持器吗？

一定要戴保持器。这是因为正畸治疗刚结束时，牙齿的位置尚不稳定，复发的概率非常高，所以需要配戴保持器防止复发。

二、戴用保持器后就一定不会复发吗？

不一定。如果每天戴用的时间不足，或者保持器损坏后没有及时发现，牙齿的位置也可能会发生改变。此外，正畸结束后牙齿在口腔中受到咀嚼力的作用，即使认真配戴保持器，在一定程度上也会出现位置的变化。如果这种变化在可接受范围内，就认为效果是稳定的。

三、常用的保持器种类有哪些？

常用的活动保持器有两种：一种是透明的压膜式保持器，优点是美观，但容易损坏；另一种是带金属钢丝的保持器，优点是坚固不易损坏，缺点是体积较大且不美观。

此外，还有一种固定保持器，通常是一段钢丝，粘接在上、下颌前牙的舌侧，优点是美观舒适，缺点是不容易清洁，且需要定期检查粘接树脂有无松动。

四、戴用哪种保持器可以自己选择吗？

不可以，需要遵循医生的建议选择保持器的种类。

五、保持器通常要戴多久？

常规至少要配戴 2 年。在某些特殊情况下需要配戴更长时间，甚至终生戴用保持器。具体情况请遵循医嘱。

六、戴保持器会影响吃饭、说话吗？

患者在刚开始配戴保持器时，会出现说话口齿不清晰、"大舌头"等情况。但随着配戴时间的增加，大部分患者都能逐渐习惯，不会影响说话和发音。吃饭的时候可以暂时将保持器取下，吃完饭并刷完牙之后重新戴上即可。

七、运动的时候可以戴保持器吗？

在非剧烈运动的情况下可以配戴保持器。如果是剧烈运动则不宜配戴保持器。

八、为什么白天摘掉保持器，晚上再戴上会感觉牙齿发紧？

长时间不戴保持器时，牙齿的位置难免会发生轻微的改变，所以配戴保持器时会觉得牙齿发紧是正常的现象。适当延长戴用时间可以缓解牙齿发紧的症状。

九、怎样清洁保持器？

在刷牙时用凉的清水冲洗，同时用牙刷在不蘸牙膏的前提下轻轻刷洗保持器的表面，也可以用假牙清洁片浸泡消毒。切记不能用热水烫或者酒精等溶剂擦拭。

十、正畸治疗结束后为什么要做牙周纤维环切术？

研究表明，牙周纤维环切术可以在一定程度上减少复发的可能性，特别是针对扭转牙的矫正，以提高治疗效果的稳定性。

十一、新旧保持器可以混着戴吗？

不能。每一次制作保持器都是根据牙齿现有的排列和咬合状态来制作相应的保持器，因此新的保持器和旧的保持器并不完全相同，不能混着戴。

十二、保持的过程中智齿萌出会影响正畸效果吗？

智齿的萌出有可能会将前面已经排齐的牙齿挤歪，并且在一定程度上影响保持器的固位，因此在大多数情况下医生会建议将智齿及时拔掉。

十三、保持的过程中还需要定期复诊吗？

在正畸治疗结束后的 1 个月、3 个月、半年、1 年都是需要常规复诊的，以便于医生监督患者保持器的配戴情况以及监控保持效果。1 年后的复诊要求需咨询正畸科医生。

十四、为什么有一段时间没戴保持器，之后就戴不上了？

在正畸治疗结束后一段时间内，牙齿都处在不稳定的状态，长时间不配戴保持器，牙齿的位置就会发生变化，原先的保持器就有可能戴不上了。如果发生这种情况，请及时联系正畸科医生。

十五、哪些情况需要终生戴用保持器？

通常情况下，正畸治疗前牙齿有散在间隙、下颌前牙拥挤、牙周病的正畸患者需要终生戴保持器，其他具体情况需遵医嘱。

（谷　岩）

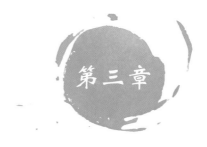

第三章

牙齿矫正常用的矫治器与辅助装置

第一节　牙齿矫正常用的矫治器

一、何为活动矫治器？

　　活动矫治器，就是不固定在牙齿表面，可以由患者自行摘戴的矫治器（图 3-1-1）。通常用于纠正儿童不良习惯，促进颌骨协调发育，以及简单个别牙齿的矫正，有时也作为固定矫治的辅助工具。活动矫治器可以自行取戴，便于清洁，但同时也因作用力单一而无法适用于较复杂的错𬌗畸形。

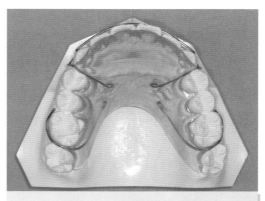

图 3-1-1　活动矫治器

二、何为功能性矫治器?

功能性矫治器是通过改变口面部肌肉的功能,促进正常的咬合改建,引导颌骨生长的矫治器(图 3-1-2)。功能性矫治器适用于生长发育期儿童及青少年肌功能异常或轻度骨性发育异常造成的错𬌗畸形。功能性矫治器属于早期矫治,为颌骨的正常发育创造良好的功能环境。功能矫治结束后,往往需要 II 期固定矫治。

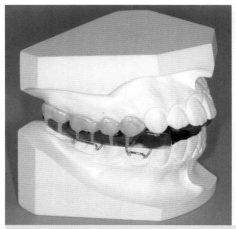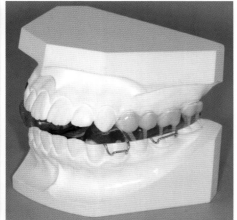

图 3-1-2　功能性矫治器

三、何为唇侧固定矫治器?

唇侧固定矫治器是将托槽和颊面管采用粘接剂粘在牙齿的唇面,将弓丝结扎固定于托槽的槽沟内,利用弓丝的形变力,引导牙齿移动的矫治器。由于患者无法自行取戴,矫治力作用较为持久。但是,同时也存在不易清洁、不美观的缺点。常用的唇侧矫治器托槽按材料不同分为金属托槽与陶瓷托槽(图 3-1-3)。

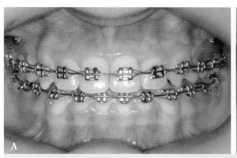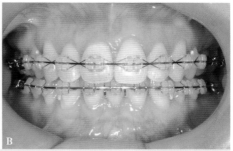

图 3-1-3 唇侧固定矫治器
A.金属托槽 B.陶瓷托槽

四、何为舌侧固定矫治器?

舌侧固定矫治器是将矫治器全部安装于牙齿内侧的固定式正畸矫治器（图 3-1-4）。其最突出的优点是正面完全看不到矫治器，是最不影响美观的固定矫治器。缺点是由于矫治器粘接于舌侧，粘接初期可能会影响说话、发音、咀嚼功能及舒适度。

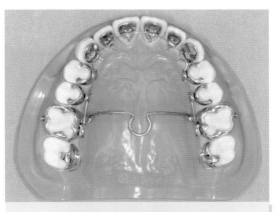

图 3-1-4 舌侧固定矫治器

五、何为无托槽隐形矫治器？

无托槽隐形矫治器是不粘接托槽的固定矫治器，采用高分子树脂膜形成固位并施力于牙齿的活动式透明矫治器（图3-1-5）。无托槽隐形矫治器的美观性非常好，患者可自行摘戴矫治器，不影响进食、刷牙，有利于口腔卫生维护和牙周健康。缺点在于对于某些特定类型的牙移动尚存在一定的局限性。

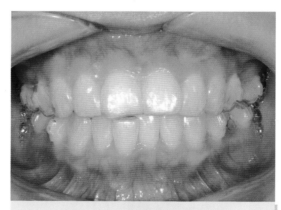

图 3-1-5　无托槽隐形矫治器

第二节　牙齿矫正常用的辅助装置

一、何为种植体支抗？有什么优缺点？

种植体支抗是矫治过程中一种常见的辅助结构，通过植入在牙槽骨内的种植钉直接或间接提供牙齿移动需要的力量（图3-2-1）。

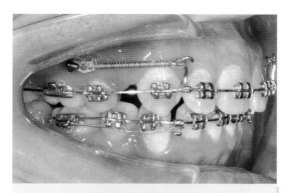

图 3-2-1　种植体支抗辅助牙齿移动

优点：现阶段，常规牙弓、颅面骨骼等支抗方式已取得了较好的治疗效果，但缺乏稳定性、舒适性和美观性。而种植体支抗在临床使用中具有植入部位和适应证范围广泛、术式简单、加力方向灵活、费用较为低廉、植入和加载间隔时间短以及治疗后易取出等突出优势，从而被广泛运用于临床治疗中。此外，种植体支抗可以最大限度地增加需要的牙齿移动，减少不需要的牙齿移动，提高治疗成功率和美观性。

缺点：首先，种植体支抗对患者的口腔卫生情况有更高的要求，很多口腔卫生糟糕的患者在口腔卫生得到改善前不宜使用种植体支抗。其次，需要进行手术植入种植体，有可能在短时间内增加患者的痛苦。再次，有些患者在治疗结束后还需二次手术取出种植体，使整个治疗过程变得更加繁琐。

二、何为黏膜保护蜡？如何使用？

黏膜保护蜡是一种预防矫治过程中由于托槽、结扎丝及弓丝等矫治装置的刺激使口腔黏膜产生溃疡的保护措施，其成分是一种可食用的蜡，无任何毒副作用（图 3-2-2）。

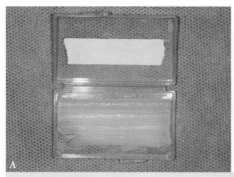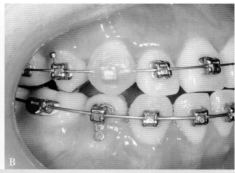

图 3-2-2　黏膜保护蜡及其使用
A. 黏膜保护蜡　B. 黏膜保护蜡的使用

黏膜保护蜡的使用方法：打开黏膜保护蜡的小盒，用小刀或正畸伴侣中的口镜附带的小铲，切下 2mm 长的一小块。将切下的黏膜保护蜡用手揉搓，使之成为球状。照镜子对准溃疡相对的弓丝或托槽位置，把黏膜保护蜡贴于其上（注意：不是贴到溃疡的口腔黏膜上，而是贴到牙齿矫正装置的托槽或弓丝上）。黏膜保护蜡应当在吃饭时取下，饭后再更换新的。

三、何为口外弓？为什么要使用口外弓？

口外弓是一种连接口内外的辅助装置，由内弓和外弓组成，外弓与口腔外的部件相连，内弓通常与上颌后牙接触（图 3-2-3）。

替牙期儿童常由于龋病、外伤等原因引起替牙异常，进而导致替牙间隙丧失，特别是乳牙由于种种原因提前脱落，导致邻近的后牙向前移位，占据其他牙齿应有的空间，牙齿咬合出现紊乱，甚至影响口腔的健康与美观。临床上可使用口外弓辅助治疗。配戴口外弓时，患者一定要遵循医嘱，配戴足够的时间，否则无法达到理想的矫治效果。

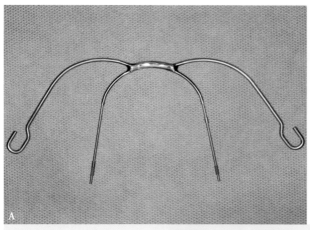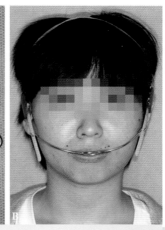

图 3-2-3 口外弓及其配戴

A. 口外弓 B. 口外弓配戴

四、何为横腭杆？为什么要使用横腭杆？

横腭杆是一种简便高效的矫治装置，利用同时插入粘接于两侧后牙舌面管的平衡连接杆，可以防止后牙出现左右倾倒、前后移动、旋转等矫治中不希望出现的现象，以获得更好、更稳定的矫治效果（图 3-2-4）。

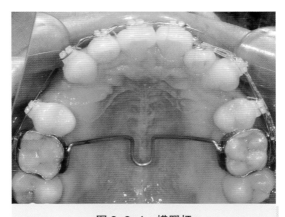

图 3-2-4 横腭杆

横腭杆作为一种简便高效的矫治装置，在固定矫治技术中可以较好地控制牙齿在三维方向的移动，发挥较好的支抗作用，有助于充分利用拔牙间隙，达到较理想的矫治效果和协调美观的颜面外形。

配戴横腭杆在口腔中一般不会影响正常的说话和咀嚼，无需特别注意及担忧。部分横腭杆是插入后牙舌侧粘接的小管中的，如果患者发现横腭杆在口腔中松动甚至滑脱出小管，需要立即到医院复诊，医生会将横腭杆取出后重新固位。在取出横腭杆之前，不建议您进食或大张口说话，以免横腭杆划伤口腔软组织。

五、何为扩弓器？为什么要使用扩弓器？

扩弓器是用于刺激颌骨生长从而扩大牙弓形态的矫治辅助装置（图3-2-5）。其常见的形式是上颌扩弓器，即通过矫形力水平向牵张未闭合的腭中缝，刺激骨缝内新骨沉积，从而增加上颌牙弓的宽度。

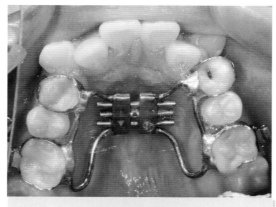

图 3-2-5　扩弓器

扩弓器有固定扩弓器与活动扩弓器之分。固定扩弓器需要医生使用专业器械从口内取出。活动扩弓器可以由患者自己从口腔中取出。如果患者使用的是固定扩弓器，需要遵医嘱清洁口腔，保持良好的口腔卫生环境。如果患者使用的是活动扩弓器，需遵医嘱进行清洗（建议冷水冲洗，不能使用过烫的水冲洗，也不建议长时间泡置于水中）。

六、何为𬌗垫？为什么要使用𬌗垫？

𬌗垫是指一种在矫治过程中使上、下颌牙齿离开一定距离，以达到某种矫治目的的辅助装置。临床上主要的应用有：解决乳牙反𬌗及个别牙反𬌗、打开咬合、引导下颌向前以及治疗颞下颌关节紊乱病等。

第三节　牙齿矫正常用的矫治器与
辅助装置戴用需知

一、戴用矫治器期间如何保持口腔卫生？

戴用正畸矫治器，尤其是固定矫治器的过程中，因为口腔内结构变得更为复杂，容易残留食物残渣，形成牙菌斑，发生龋齿、牙齿表面白斑、牙龈发炎红肿的概率都大大增加。所以，在正畸期间一定要特别注意口腔卫生。

1. 每天至少刷牙 3 次，包括早、中、晚饭后以及每次进食后，尤其是临睡前。随身携带牙刷以及正畸专用牙线或者牙间隙刷，随时做好口腔的清洁卫生。

2. 刷牙后请对照镜子观察，确保牙面上、矫治器周围的软垢和食物残渣全部被清除干净，牙齿及矫治器表面反光。刷牙后牙齿间隙如果还残留食物残渣，可以用牙间隙刷伸入牙齿间隙进行清理，或者使用冲牙器辅助清洁牙齿。

3. 每次复诊前先刷牙，并请主治医生检查牙齿及矫治器是否清洁、干净。

4. 正畸期间建议使用正畸专用牙刷或者小头的软毛牙刷，确保能刷到最后一颗牙齿。因为矫治器的存在会加快牙刷的磨损，建议牙刷磨损时及时更换牙刷。一般 1~3 个月更换一次。推荐在正畸期间使用含氟牙膏，可以有效降低龋齿的发生率。

二、戴用矫治器期间如何注意饮食?

目前的固定矫治器一般是通过粘接树脂粘接在牙齿表面。治疗中不正确的进食方式会造成矫治器的脱落、损坏，甚至造成牙面脱矿、龋坏。那么，戴用矫治器期间应该如何注意饮食呢?

1. 避免吃过硬的食物，如甘蔗、螃蟹、冰棍、牛肉干，以及大部分坚果，如花生、开心果、夏威夷果等，这些食物易造成矫治器脱落或损坏。

2. 避免吃过黏的食物，如口香糖、奶糖、麦芽糖、年糕等，这些容易使矫治器脱落或者松动。

3. 注意带核的食物，如车厘子、杨梅、青枣，食用时需要把核取出来，否则容易造成矫治器的脱落变形。

4. 注意带骨头的食物。带大骨头的食物如排骨，可以将骨头剔除再吃。带小骨头的食物，如兔肉、鸭脖、鸡爪等食物应该避免食用，这些非常容易造成矫治器的损坏和脱落。

5. 高糖分的食物，如可乐、面包、饼干等，糖分容易残留在不易清洁的地方，滋生细菌，造成牙齿的脱矿、龋坏，应该尽量少吃，并且进食后应尽快刷牙。

三、戴用矫治器期间发现蛀牙怎么办?

蛀牙，专业名称叫龋病，是口腔常见病。蛀牙是由细菌感染造成的，并不是被虫蛀了。在进行牙齿矫正的过程中，牙齿较难清洁干净，牙齿表面容易残留食物残渣，滋生细菌，长期就易形成蛀牙。

戴用矫治器后需要特别注意口腔卫生，预防蛀牙的产生。但是如果已经出现了蛀牙，比如出现了某颗或者某些牙齿的冷热敏感、牙齿变黑，也不用担心，应及时联系主治医生，或者在复诊的时候告诉主治医生。只要及时治疗，去除细菌，填充龋洞就可以了。但是，如果蛀牙继续发展，感染了牙神经，就需要进行根管治疗了。所以，有了蛀牙要及时治疗，并且要更加注意口腔卫生。对于口腔卫生维护不好的患者，矫治过程中医生可能会根据情况要求患者洁牙来预防牙齿的龋坏。

四、戴用矫治器期间牙龈红肿怎么办？

正畸过程中的牙龈红肿一般是牙龈炎的表现，通常还伴有牙龈增生、易出血，尤其是刷牙出血。牙龈红肿的主要形成原因是戴用矫治器后，牙齿清洁不到位导致的牙龈炎症。此外，正畸患者多以 12~16 岁的青少年为主，激素水平的变化也是造成牙龈炎症的一大因素。

戴用矫治器后认真保持口腔卫生是预防牙龈炎的关键。如果已经出现了牙龈红肿、易出血等牙龈炎的症状，需要及时联系主治医生，进行牙龈炎症的治疗。通常情况下，医生会通过牙周的洁治，也就是洁牙来清除牙龈周围的牙石和软垢，消除牙龈炎症。有时会配合一些药物，比如氯己定漱口水、丁硼乳膏等来辅助治疗牙龈炎症。如果患者的牙龈炎症没有得到及时控制，有可能会进一步引起牙周不可逆的破坏，出现牙龈萎缩、牙齿松动。一些牙龈增生肿胀严重的患者在基础洁牙治疗和药物治疗后仍无法消肿时，可能需要手术切除增生的牙龈。

五、戴用矫治器期间矫治器摩擦引起口腔溃疡怎么办？

在矫治过程中，矫治器与口腔黏膜经常摩擦，容易造成口腔溃疡，尤其在矫治的前 2 周发生率最高，2 周后口腔黏膜会适应矫治器，发生率下降。

发生磨嘴，出现口腔溃疡可以先自己判断是弓丝还是托槽磨嘴。弓丝残端磨嘴的话要预约医生调整，托槽磨嘴通常可以适应。无论是哪种情况都可先采用黏膜保护蜡或口香糖敷在磨嘴的地方暂时保护，再联系医生解决问题。去除刺激因素后，溃疡一般都会自己愈合。对于伴有其他系统性疾病，比如高血压、复发性口腔溃疡的患者，要配合全身治疗和局部处理。

六、戴用矫治器期间矫治器刺破口腔怎么办？

传统的结扎固定矫治器有一根长的弓丝，每颗牙齿上的托槽上还有一些小的钢丝头。正常情况下这些弓丝都是不会刺破口腔黏膜的，矫正过程中可能出现弓丝滑动、弓丝末端刺破口腔的情况，也可能出现小的钢丝头冒出来戳到口腔的情况。

自锁托槽因为只有一根长弓丝，刺破口腔的可能性会降低。出现弓丝刮嘴的情况也不用慌张，可以先用黏膜保护蜡或者口香糖敷在刺出的弓丝上，再联系医生进行处理，最好不要自行剪断弓丝，否则会影响矫治效果。

七、戴用矫治器期间矫治器脱落怎么办？

目前的固定矫治器通常是由树脂粘接剂粘在牙齿表面的。在矫正期间应该注意正确的饮食方式，否则有可能会造成矫治器的松动或脱落。

出现这种情况，需要及时联系主治医生，预约复诊时间重新粘接矫治器。在复诊前如果因为矫治器脱落而出现磨嘴的情况，可以用黏膜保护蜡暂时保护。大部分情况下，矫治器会继续留在弓丝上，不会完全脱落，如果矫治器完全脱落，需要保管好并且在复诊时带给医生。

（白　丁　舒　睿）

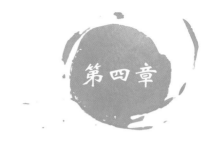

第四章

不同时期常见错牙合畸形的矫治

第一节　青春期前儿童常见
错牙合畸形的矫治

一、先天缺少牙齿怎么矫治？

有些家长会在孩子换牙时发现与同龄孩子相比，自己的孩子迟迟不换牙或乳牙脱落后无相应的恒牙萌出，抑或是在带孩子进行常规口腔检查时被告知孩子先天缺少牙齿。这种情况医学上称为先天缺牙，会给孩子带来一系列的口腔问题，及时有效的干预和治疗能够减少后续口腔问题的发生。

1. 为什么会先天缺牙？

先天缺牙是牙胚发育异常所致，常有明显家族遗传史，临床上可表现为缺个别牙、多个牙，甚至全口牙，多见于恒牙列。多数牙缺失或全口牙缺失，常伴系统性疾病，还有缺少毛发、指甲、汗腺等表现。先天缺牙的孩子口腔检查有缺失牙，没有拔牙史，同时全口牙位曲面体层 X 线片没有相应的恒牙胚发育。

2. 先天缺牙如何矫治？

先天缺牙导致的口腔问题可大可小。因此，一旦家长发现孩子缺牙，需及时到口腔正畸科就诊，由正畸科医生对孩子的具体情况进行判断。对于处于换牙期的孩子，可观察其自行调整，待换完牙后再根据情况酌情处理。一般对于个别牙缺失的孩子，尽量选用后牙前移关闭间隙的替代疗法。同时，为了使替代牙与缺失牙相似，多需磨改替代牙的形态，消除咬合干扰点。

而多数牙缺失的患者常需早期去除咬合干扰，维持上、下颌间的咬合间距，引导其余牙建立正常咬合关系，重新开拓出原缺牙位置间隙，后期再用义齿修复，进而恢复牙列、咬合及咀嚼功能。具体义齿修复方法有固定义齿、活动义齿、种植义齿等，需视情况而定，可先采用暂时修复。永久修复待患者成年生长发育基本停止后再进行。

二、多长的牙齿需要拔掉吗？

有些家长在带孩子进行口腔检查时被告知孩子多长了一颗牙，需要拔掉，这时家长会不理解，好好的牙齿，又不疼，怎么就是多长的呢？为什么要拔掉呢？孩子可能因为家长这方面知识的欠缺而耽误了最佳的治疗时间。

1. 如何诊断额外牙？有什么危害？

正常人有 20 颗乳牙，28~32 颗恒牙（4 颗智齿不一定每个人都有），除此之外多长的牙叫额外牙，多见于恒牙列。额外牙多出现于上颌，形状可同正常牙，但更多的为畸形牙、过小牙。额外牙萌出时，常会使旁边的牙齿歪歪扭扭或无法正常萌出，继而导致全口牙齿排列不齐。最常见的如埋伏额外牙所致的上颌两个大门牙之间有很大的间隙，此时去医院拍摄 X 线片即可准确判断有无额外牙。

2. 额外牙必须拔掉吗？如何矫治？

建议尽早拔除额外牙，若是埋伏的需去骨开窗拔除，观察恒牙自动调整。对于额外牙已造成严重恒牙错位、扭转、间隙，或已形成"地包天"且不能自行调整时，可尽早用简单矫治器矫治恒牙错位。对恒牙列早期额外牙的矫治，多应与拥挤、前突的治疗同期进行。如果阻生的额外牙冠根倒置、位置较高，但不压迫恒牙牙根，不妨碍恒牙移动，而且外科手术拔除困难的，可暂不处理定期观察。

三、乳牙脱落后恒牙无法萌出怎么办？

细心的家长会观察孩子乳牙脱落后恒牙的萌出情况。当然，并不是乳牙一脱落恒牙就会萌出，此时需要区分看待。每颗恒牙的萌出都有其大致的时间范围，若乳牙是由于外伤或"虫牙"而过早脱落，则虽然乳牙脱落，但尚未到恒牙的萌出时间，是不会有牙齿萌出的。但是，乳牙过早脱落仍然会影响孩子的口腔健康。所以，对于家长而言，如果乳牙脱落一段时间后恒牙仍未萌出，应及时带孩子去口腔科就诊，拍摄 X 线片观察恒牙胚是否存在。

若乳牙正常脱落，且同龄孩子的相应恒牙已经萌出，可能是由于恒牙无法自行萌出或没有恒牙，此时应及时带孩子去口腔正畸科就诊，拍摄 X 线片观察恒牙胚的情况。如果恒牙胚存在且存在导萌的可能性，可以尝试导萌，但应注意存在导萌失败的可能性。如果牙胚存在但牙胚位置或者生长方向不利于导萌或影响到其他牙的牙根可考虑拔除牙胚。若无牙胚存在则为生长发育异常，天生缺牙。对于导萌后牙齿位置不良、拔除牙胚或者天生缺牙的患者在全部牙齿替换完成后可进行正畸治疗。

四、儿童矫正也需要戴"钢牙套"吗？

对于尚未换牙及正在换牙的儿童，一般根据病因进行早期矫治。如果存在吮指、咬唇、吐舌、口呼吸等口腔不良习惯多采用指套、唇档、前庭盾、MRC等功能性矫治器（多为活动矫治器）进行矫治。如果存在乳牙早失、个别牙错位、"地包天"等问题可采用间隙保持器或者𬌗垫进行早期矫治。如果存在颌骨发育异常常借助面具、头帽等口外矫形装置治疗。如果存在肌肉功能不平衡的情况建议患者进行相应的肌功能训练。已经完成牙齿替换的儿童如需矫正则可使用固定矫治器（即"钢牙套"）进行矫治。

五、乳牙出现"地包天"需要矫治吗？

很多家长认为乳牙最终将被恒牙替换，因此在乳牙期间出现"地包天"是不需要矫治的。其实不然，研究表明只有小部分的乳牙"地包天"在乳恒牙替换的过程中有自愈的可能。

1. "地包天"形成的原因　　"地包天"的形成主要分为全身和局部两方面的因素。首先是全身因素：一些遗传综合征常会影响颌骨和牙齿的发育；先天性唇腭裂往往伴有上颌骨发育不足和前牙反𬌗，即"地包天"；全身性疾病如垂体功能亢进、佝偻病，一些呼吸道疾病等也可导致"地包天"。其次是局部因素，临床上常见由于乳牙及替牙期局部障碍，形成前牙反𬌗，如：乳尖牙磨耗不足，因早接触可形成前牙反𬌗及一侧后牙反𬌗；上颌乳尖牙滞留，切牙被迫从腭侧萌出，与对𬌗牙形成反𬌗关系；多数乳磨牙早失，被迫用前牙进行咀嚼，下颌逐渐向前移位，日久形成下颌前突、前牙反𬌗。此外，口腔不良习惯如咬上唇、下颌习惯前伸及不正确的人工喂养，都可造成前牙反𬌗。

2. 乳牙期进行"地包天"矫治的临床意义　　在乳牙期进行"地包

天"矫治的目的在于：尽早消除咬合创伤，恢复下颌正常咬合位置，改善骨面型；解除前牙反殆，促进上颌发育，抑制下颌过度发育，治疗轻度的骨性畸形或减轻颌骨畸形的发展；避免长期前牙反殆对孩子造成心理负担。

3. 乳牙期进行"地包天"矫治的最佳时间　乳牙期进行"地包天"矫治的最佳时间是 3~5 岁，此时乳牙根已发育完全，并未开始吸收，矫治效果好。而乳牙期反殆以牙性及功能性病例比较常见，应尽可能用简单的方法解除反殆。家长一旦发现孩子出现"地包天"，应找专业的口腔医生进行干预，具体还需根据孩子的不同情况使用不同的方法。

六、乳恒牙未替换完成可以开始矫治吗？

1. 混合牙列期矫治的目标　混合牙列期矫治的目标是在牙齿全部替换完成前纠正现有的和发展中的骨骼、牙齿以及肌肉的不平衡，以改善口腔面部发育环境。早期正畸或矫形治疗，可能会降低后期治疗的难度（涉及拔除恒牙或正颌手术）。

2. 混合牙列期应关注的错殆畸形

（1）中度错殆畸形：①乳牙早失，有足够间隙应行间隙保持；②过早拔除乳尖牙或乳磨牙引起切牙或磨牙的移动应恢复间隙；③上颌前牙有间隙且向前散开；④内收前牙减小创伤率；⑤上颌中切牙间隙超过 2mm；⑥前牙反殆；⑦后牙反殆；⑧前牙开殆；⑨乳牙滞留和恒牙异位萌出等。

（2）严重错殆畸形：对于一些骨性畸形的患儿可以利用生长量进行生长改良。

总之，对于临床中常见的牙齿和骨骼畸形，一些错殆畸形在混合牙列期开始正畸治疗效果良好，而另一些畸形则在青春生长发育期或更晚时治疗效果最佳。只有通过个性化诊断和治疗计划的制订，才能决定最佳治疗时机是在混合牙列早期、混合牙列晚期或恒牙列早期。

七、换牙时牙齿不齐需要矫治吗？

许多孩子换牙期间经常会出现个别牙齿错位或者牙齿拥挤、不齐等现象（图 4-1-1~ 图 4-1-3）。有些家长觉得牙还没换完，可能以后慢慢自身就调整过来了。实则不然，要视情况而定。

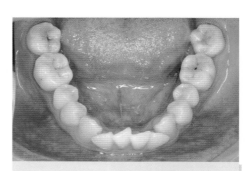

图 4-1-1　中度拥挤

1. 换牙时牙齿不齐具体有哪些表现？有什么危害？

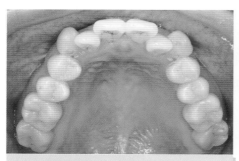

图 4-1-2　重度拥挤𬌗面像

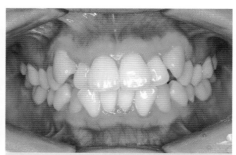

图 4-1-3　重度拥挤唇面像

（1）个别牙错位：尤其是上颌中切牙（大门牙）旋转、外翻，上颌侧切牙（大门牙的邻牙）腭向错位，"六龄牙"向前倾斜等可形成咬合紊乱，造成牙弓间隙缩小，妨碍牙、牙弓与下颌位置的正常调整。

（2）牙列拥挤：牙列拥挤分为暂时性拥挤和永久性拥挤，需正畸科医生通过取牙模做模型预测分析来确定，前者可定期观察暂不处理，后者分为轻、中、重度，再根据情况酌情处理。

2. 换牙时牙齿不齐在哪些情况下需要矫治？如何矫治？

一般建议定期观察，若发现由特定原因引起的会影响到后续牙萌出的情况要早期矫治，及时阻断畸形发展。这些也都需要正畸科医生通过拍摄 X 线片，取牙模来分析确定。牙根基本发育完成时可在局部牙粘托槽，或者用简单的可自行摘戴的活动矫治器矫治，但需孩子高度配合。

中重度牙列拥挤因很难预计其生长变化，可定期观察至换完牙的恒牙列期，待拥挤程度确定后再矫治。

3. 换牙时牙齿不齐能预防吗？如何预防？

有些因饮食习惯、口腔不良习惯或乳牙龋坏早失等引起的牙齿不齐是可以预防的。如吮指、咬唇、咬颊、咬异物、口呼吸、偏侧咀嚼等不良习惯不仅可引起牙齿不齐，有些还影响骨骼、肌肉的发育，必须尽早破除，可通过家长提醒教育及辅助使用正畸矫治器来改正。养成良好的刷牙和口腔卫生习惯，通过窝沟封闭等防龋。一旦龋坏应及时治疗，从而保障继承恒牙顺利萌出。

八、上颌牙及上唇过于突出如何矫治？

1. 为什么会出现上颌牙或上唇过于突出？

一些孩子由于遗传、口腔不良习惯、替牙障碍等原因导致上颌牙或上唇过度前突，上、下唇闭合不全，侧貌凸，俗称"龅牙"（图 4-1-4，图 4-1-5）。该病具有明显的遗传倾向，但后天的不良习惯，如口呼吸、吐舌、咬下唇和成人吮吸习惯等也可能是造成该病的原因。按照发病机制可分为牙性前突、骨性前突、混合性前突。

2. 牙性前突如何矫治？

不伴有颌骨发育异常的牙性前突更容易矫治，预后良好。正畸的治疗目标是减小上、下颌前牙和上、下唇的凸度，改善侧貌和闭唇功能，完善牙齿正常排列和咬合关系。常需拔牙，多选择拔 4 颗第一前磨牙，同时在上颌骨两侧植入微种植钉以辅助内收上前牙。采用贴托槽的固定矫治技术或更美观、舒适的隐形矫治方法均可。

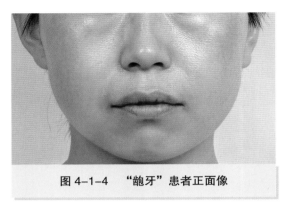

图 4-1-4 "龅牙"患者正面像

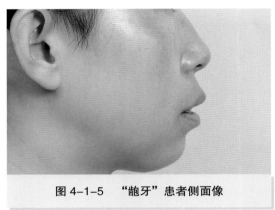

图 4-1-5 "龅牙"患者侧面像

3. 骨性前突如何矫治？

由于颌骨发育异常引起的颌骨位置的前突治疗难度很大。畸形较轻的可选择正畸掩饰性治疗，一般也需拔牙，可有一定程度的改善。对于前突较严重的成年患者，要想有较大改善，正畸 - 正颌外科联合治疗是唯一的途径。正畸 - 正颌外科联合治疗的时机一般是生长发育完成后，男性约 20 岁，女性约 18 岁。治疗程序是：全身性疾病及牙体、牙周等口腔综合治疗→术前正畸（一般先进行 1 年左右的正畸治疗，匹配上、下牙弓，利于正颌手术移动骨块）→正颌外科手术→术后正畸（一般正颌术后 3~4 周开始，牙齿精细调整）。

九、"下巴后缩"如何矫治？

一些家长发现孩子的下巴较一般孩子小，或感觉下巴向后缩了，不好看。其实，这是一种错殆畸形，需要尽早到口腔正畸科就诊。

1. 什么是"下巴后缩"？

"下巴后缩"属于Ⅱ类错殆畸形，专业名称为下颌后缩，主要包括真性后缩和相对后缩。真性后缩是由于下颌骨升支过短或下颌颏部发育不足。相对后缩是下颌骨位置相对于颅颌面部正常，但由于上颌骨或上牙槽突发育过度，显得下颌发育不足。

2. 下颌后缩有什么影响？

下颌后缩会严重影响咬合关系及面部美观性，尤其是侧貌的美观性，甚至会影响孩子的心理健康。

3. 如何矫治下颌后缩？

矫治Ⅱ类错殆畸形的方法很多，包括各种口外装置、扩弓装置、拔牙矫治及功能矫形装置等。但每种矫形装置对颅面骨骼结构的作用不同，有的是抑制骨骼的生长，有的是促进骨骼的生长。

由于儿童具有一定的生长潜力，所以儿童和成人治疗下颌后缩的机制略有不同。儿童多采用口外牵引装置抑制上颌骨发育或引导下颌向前，即下颌功能性矫形治疗，促进下颌骨向前发育。有研究表明，生长发育高峰期接受下颌功能性矫形治疗的患者与更早治疗的对照组患者相比，下颌生长量更明显。因此，下颌后缩患者的矫治时机多在生长发育高峰期。而成人依据下颌后缩的程度应采取不同的矫治方法。一般轻度后缩可依据面型及牙列拥挤度采取拔牙矫治或种植钉支抗全牙列远移及垂直向控制技术，使下颌骨发生逆时针旋转，从而使颏部向前。重度后缩的患者多采用正畸－正颌外科联合治疗。

十、下牙床咬到上牙床如何矫治？

所谓下牙床咬到上牙床，即深覆𬌗，是一种上、下牙弓的垂直关系异常，指的是上前牙切缘盖过下前牙牙冠长度 1/3 以上者或下前牙切缘咬在上前牙腭侧 1/3 以上者。下牙床咬到上牙床为重度深覆𬌗。

1. 深覆𬌗有什么危害？

深覆𬌗不仅引起咬合关系紊乱，还可导致面部畸形，严重影响患者的口腔功能及面型。严重者，由于下牙列长期刺激上腭黏膜，故腭黏膜容易发生溃疡或增生，甚至发生癌变。由于覆𬌗太深，下颌前方运动和侧方运动都会受影响，容易出现颞下颌关节紊乱。此外，下切牙较正常人切缘更容易磨耗。

2. 深覆𬌗的表现和可能的原因是什么？

深覆𬌗主要表现为前牙区牙槽高度发育过度和（或）后牙槽高度发育不足，抑或表现为上、下颌骨垂直向发育异常。深覆𬌗按照其形成机制可分为牙源性深覆𬌗和骨源性深覆𬌗。简单来说，牙齿垂直向的生长或上、下颌骨垂直向的生长异常均可导致深覆𬌗。

3. 深覆𬌗如何矫治？

深覆𬌗的治疗应考虑患者的生长发育趋势，骨性深覆𬌗源自下颌骨的两种前旋转生长，导致前面高发育不足，治疗可借助于平面导板或肌激动器，使下切牙有一个稳定的接触，从而促进后牙的萌长。

由于儿童具有一定的生长潜力，所以儿童和成人打开咬合的机制略有不同。儿童打开咬合的主要机制包括：压低前牙；阻止前牙萌出，相对压低切牙；升高后牙。对于成人而言，主要是压低前牙为主，伸长后牙为辅。常用的有摇椅弓、上颌平面导板、压低辅弓、Ⅱ类牵引及种植钉支抗等方法。摇椅弓的主要作用是压低前牙，升高后牙，对于重度深覆𬌗患者矫治效果有限。上颌平面导板主要通过升高后牙，使上、下颌后牙的牙槽骨高度明显增加来打开咬合。对下颌前牙的压低作用，在后牙有殆接触后就停止，主要适用于后牙槽高度不足的低角型深覆殆，下颌无法粘接带环托槽的病例。由于导板会使前下面高增加，对高角病例应禁用。种植体支抗主要是对前牙的绝对压低，多用于成人高角病例。

十一、孩子喜欢吐舌头怎么办？

家长可以通过沟通或在手指上涂苦味药水尝试解决。如伴扁桃体过大、慢性扁桃体炎的患儿应及时治疗，去除引起吐舌的原因。如果孩子无法改掉口腔不良习惯，家长可以求助口腔正畸科医生，医生会根据孩子的情况进行阻断性治疗，以及使用矫治器帮助孩子矫正不良习惯。若孩子已经出现口唇闭合困难的情况，也可以使用功能性矫治器纠正，还孩子美丽容颜。

十二、儿童期矫治结束以后还需要再矫治吗？

对于常规错殆畸形的矫治，必须靠戴保持器将牙齿稳定在新的位置，使其有足够的时间进行生物学改建（1年左右），才算是真正拥有一口整齐的牙齿。如果保持这个阶段没做到位，再行矫治将是必然的。对于严重的骨性畸形，如反殆、偏殆（图4-1-6）等，可能需等到生长发育完成后结合手术来治疗。而对于重度牙列拥挤的患儿，矫治结束后，随着年龄的增长，智齿的萌出，错殆畸形可能会再次出现。因此，需要患者良好配戴保持器的同时定期到医院复查，以确保尽早发现一些复发的征兆。

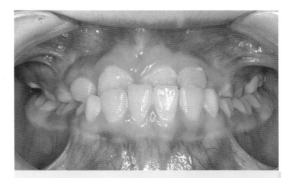

图 4-1-6 反殆和偏殆同时存在

十三、牙齿矫治越早越好吗？

有一些牙𬌗畸形需要早期（3~5 岁）进行治疗，如"地包天"、咬唇、吮指等不良习惯。对于过大的门牙、偏𬌗、额外牙、严重拥挤、下颌后缩及恒牙早失等错𬌗畸形，在替牙期需要及早干预。此外，11~14 岁的女孩，13~16 岁的男孩牙齿已替换完，一般常见的错𬌗畸形在这个阶段都可以得到很好的治疗。但是，对于严重的骨性畸形，可能需等到生长发育完成后结合手术来治疗。总之，需要根据实际情况选择适合个体的最佳治疗时机和方案。

第二节　青春期青少年常见
错𬌗畸形的矫治

一、牙齿不齐如何矫治？

牙齿不齐，专业名称叫牙列拥挤，一般是由于牙量大于骨量，颌骨的位置没有办法排齐所有的牙齿引起的。因此，牙齿不齐的问题可以通过减小牙量或者增大骨量来解决。临床上根据是否需要拔牙可将牙齿不齐的矫治分为非拔牙矫治和拔牙矫治。

1. 非拔牙矫治　非拔牙矫治只适用于牙齿拥挤程度不大且面型良好的患者。

（1）利用生长发育自行调整：随着孩子颌骨的生长发育，可以为排齐牙齿提供一定间隙以改善牙齿不齐。

（2）利用替牙间隙自行调整：在替换乳后牙的时候，由于恒牙比乳牙小，上、下颌牙都可以获得一定量的替牙间隙。

（3）片切：适量地将牙齿的两侧磨小一点（一般一侧不超过 0.25mm），

以达到排齐牙齿的目的。适用于拥挤程度不大的情况，且需要密切关注牙齿卫生，避免发生龋坏。

（4）增加牙弓长度：可以通过向外唇倾前牙或者向后移动后牙为牙齿腾出空间。

（5）增加牙弓宽度：通过各种装置扩宽牙弓的宽度，为排齐牙齿提供空间。

（6）其他：扭正排齐一些后牙本身就可以提供少量的间隙以达到排齐牙齿的目的。

2. 拔牙矫治　当拥挤程度太大时，结合面型考虑，可能会选择拔除某些牙齿来排齐其他牙齿。最常选择拔除的是对功能及美观影响最小的前磨牙。当然，有时也会根据情况选择拔除其他牙，具体如何选择需要正畸科医生经过全面的检查分析才能得出合理的矫治方案。

二、牙齿不齐矫治时都要拔牙吗？

牙齿不齐常常是牙齿拥挤所引起，也就是我们常说的牙太多，这种牙太多是相对于颌骨太小而言，并非真的多。正畸治疗拔牙的目的在于拔除部分牙齿，提供间隙，排齐大多数牙齿，一般用于牙齿拥挤严重的患者。还有一种拔牙治疗是针对面型较突的患者，其目的也是提供间隙使突的前牙向后移动，从而改善较突的面型。但是，并非所有突面型都可以通过拔牙矫治得到改善，严重的需要配合正颌手术。当然，对于拥挤不严重的患者也可通过唇倾牙齿、扩大牙弓等其他非拔牙手段治疗。

拔牙矫治通常选择拔除对口腔功能影响最小的牙齿或有疾病的牙齿，当然如果治疗效果基本相同的情况下，医生会更倾向于不拔牙矫治。

此外，还有一种需要拔牙的情况是拔除阻生牙，目的在于保证矫正牙齿后的稳定性，防止治疗后复发。

三、牙齿存在间隙如何矫治？

1. 牙齿存在间隙的原因是什么？

牙齿间存在间隙的原因很多，比如：牙齿数目异常最常出现在下颌切牙、上颌第二前磨牙、下颌第二前磨牙及上颌侧切牙；牙齿大小、形态异常多见于上颌侧切牙；不良口腔习惯，如吐舌、咬下唇、咬手指和口呼吸；各类错殆畸形引起的间隙，如"龅牙"患者上颌前牙易唇向展开产生间隙，"地包天"患者下颌前牙易产生间隙等；牙周病引起的牙齿散在间隙；巨舌症引起的牙齿散在间隙。

2. 牙齿存在间隙如何矫治？

由于牙齿间形成间隙原因的多样性，正畸治疗方法也就需要"对症下药"。

（1）替牙期和恒牙早期由于不良口腔习惯引起的前牙间隙，通过配戴前庭盾、舌刺等矫治器，破除不良习惯使间隙关闭。

（2）恒牙期由于牙齿大小或者数目异常引起的间隙，应考虑牙槽骨骨量和牙量是否匹配再结合患者的主诉，选择把散在间隙集中在一处行修复治疗或者直接矫正以关闭间隙。

（3）各类错殆畸形引起的牙齿间隙应在矫正错殆畸形的过程中关闭间隙。

（4）牙周病引起的牙齿散在间隙在完善的牙周病治疗 3~6 个月后，在矫治过程中用细丝轻力慢慢地关闭牙齿间隙。

（5）巨舌症引起的牙齿间隙，情况严重的在矫治后需配合舌手术治疗。

四、恒牙无法萌出如何矫治？

恒牙无法萌出专业名称叫阻生牙，是指由于萌出阻力过大或间隙不足等原因，致使牙齿部分萌出或完全不能萌出。阻生牙的常见病因是萌出间隙不足。随着食物精细软化，人类颌骨逐渐变小，这就造成了牙多骨头少，个别牙齿很难正常萌出，从而造成了阻生牙。其次，牙齿替换异常也是导致牙齿阻生的主要原因，如乳牙迟迟不脱落或者因为乳牙龋坏等原因造成的乳牙早脱落，从而导致牙齿阻生。此外，还有某些牙齿发育异常导致恒牙胚发育位置异常，从而导致牙齿阻生。

阻生牙可导致多种牙殆畸形，如牙列不齐、牙齿稀疏缝隙、牙齿拥挤、中缝偏斜等影响美观及咀嚼功能。阻生牙的正畸治疗：首先进行影像学检查确定位置，对于重要牙齿尽可能正畸治疗。通过外科手术开窗，应用正畸外力的作用牵引阻生的牙齿到正常的位置，排齐牙齿从而纠正错殆畸形。有难度的阻生牙也可以考虑自体牙再植。对于复杂的、重要性不足的阻生牙也可考虑拔除，正畸排齐牙列。

五、个别恒牙缺失如何矫治？

个别恒牙缺失分为先天个别恒牙缺失和后天因素造成的个别恒牙缺失。先天恒牙缺失为发育性的一颗或多颗牙缺失，与环境因素及遗传因素有关。后天因素多是指因早期的龋损、牙周病、外伤等造成的牙齿缺失。

个别恒牙缺失传统的治疗方法常为修复治疗，可以在一定程度上恢复咀嚼和美观，但往往因为缺牙，相邻牙齿多会向缺隙处倾斜，造成缺隙缩小、咬合及覆殆、覆盖异常，增加修复难度或者达不到最佳修复效果。而通过正畸与种植修复联合治疗可以取得较为满意的修复效果。如果缺牙部位、数目及咬合情况允许，可以直接正畸关闭间隙。如果需要后期修复，可以先正畸治疗，竖直牙轴，调整中线，改善覆殆、覆盖，集中或开辟修复间隙，为修复治疗创造条件，改善修复效果。个别恒牙缺失的正畸治疗克服了单一修复治疗的局限性，使修复体更符合生物力学原则，同时还可刺激颌骨的正常发育，获得长期稳定的治疗效果。

六、"龅牙"如何矫治?

"龅牙"表现为牙齿的前突,根据症状分为两种:牙性"龅牙"和骨性"龅牙"。"龅牙"不仅影响面部美观而且会使咬合功能不好。

牙性"龅牙"一般是因为牙齿生长拥挤,或由于替换牙过程中不良习惯诱发导致的牙齿在发育过程中向前倾斜度太大而形成。这种"龅牙"矫治起来相对容易得多,通常需要拔除部分牙齿,应用固定矫治器(唇侧或舌侧矫治器)或美观的隐形矫治器将前突的牙齿收回来,从而改善面部美观以及咬合功能。

骨性"龅牙"主要是因为牙槽骨发育过度造成的,从侧面看起来牙齿和骨头一起突出。解决骨性"龅牙",单纯使用矫治器、拔除部分牙齿可以部分改善面部形态与咬合功能,但难以达到理想的效果,通常需要成年后通过正畸配合手术得以实现。

七、"地包天"如何矫治?

在正常情况下,当上、下颌牙齿咬合时,应该是上颌前牙咬在下颌前牙的外面,若相反的话,即下颌前牙咬在上颌前牙的外面,这在医学上称前牙反𬌗,俗称"地包天"。"地包天"是最常见的颌骨发育性疾病,其病因既有遗传性、发育性的问题,也可因后天的不良习惯引起,如吐舌习惯、异常吞咽习惯等。简单的"地包天"主要表现为牙齿的反𬌗,复杂的"地包天"包括下颌骨的肥大以及上颌骨凹陷。

"地包天"在正畸中属于急症,矫治越早,效果越好。在乳牙期和替牙期可以通过活动矫治器和功能性矫治器治疗,阻止畸形的进一步发展,以免形成骨性畸形,多采用前方牵引方法矫治轻度骨性反𬌗。恒牙列的反𬌗程度较轻的可以采用正畸的方法治疗,但有时需要配合拔除部分牙齿才能达到较好的效果。对于严重的、复杂的骨性反𬌗单纯正畸不能有效纠正，需要等到成年后配合手术治疗。

八、下颌骨发育过度的"地包天"如何矫治？

下颌骨发育过度的"地包天"矫治难度较大。同时，对孩子的咬合功能、生长发育及心理都会产生不良影响。下颌骨发育过度的孩子一般呈现明显的凹面型，下巴相对更往前突出。如果同时伴有上颌骨发育不足，凹面型会更严重。

下颌骨发育过度的地包天分为两类，首先是单纯的下颌骨发育过度，而上颌骨发育正常。这类患者往往只是下巴长得大、前突，上颌骨、鼻旁等没有明显的凹陷。通常根据患者生长发育状况选择矫治方法，如果生长发育还没结束，要应用𬌗垫解除反𬌗，同时选择颏兜等来限制下颌骨的生长。如果已经过了生长发育期，要根据面型情况和自身要求来治疗。如果面型较好，自身要求也不高就可以考虑选择正畸掩饰治疗；如果面型较差，自身要求也高建议成年后行正畸－正颌外科联合治疗。其次是同时伴有上颌骨发育不足的下颌骨发育过度。这类患者不仅下巴长得大、前突，而且上颌骨、鼻旁等发育不足，有较明显的凹陷，相比单纯的下颌骨发育过度面型更差，也更严重。患者需要尽可能利用生长发育期解除反𬌗，利用面弓前牵促进上颌发育同时限制下颌发育。如果生长发育已经结束或者Ⅰ期矫治不理想则应考虑成年后行正畸－正颌外科联合治疗。

九、面部偏斜如何矫治？

即使在牙𬌗关系正常的个体中，双侧面部也不会完全对称，但这种不对称非常轻微。严重的面部偏斜，也称偏颌畸形，会影响颌面部的美观及功能，给患者身心造成严重负担。

面部偏斜的病因可分为先天和后天两大类。一些先天性疾病，如半侧面部短小综合征、唇腭裂等会导致一侧面部发育不良。后天因素包括创伤、感染、肿瘤、不良习惯等。儿童单侧髁颈骨折影响髁突发育中心，易导致面部偏斜。习惯性头部偏斜、偏侧咀嚼、单手托腮等不良习惯也会致面部偏斜。

该病治疗需结合患者病因及所处生长发育阶段制订治疗方案。对于生长发育期的儿童及青少年，通过正畸、矫形治疗可以纠正牙性及轻度骨性的畸形。破除不良习惯对此期患者的治疗至关重要。生长发育停止的患者多需通过正畸联合正颌手术的方法才能矫正。

十、下颌发育不足如何矫治?

下颌发育不足的治疗需根据年龄采用不同方法。

1. 替牙期（约 6~12 岁）

（1）去除病因：破除影响下颌发育的口腔不良习惯或治疗全身性疾病，如咬下唇、呼吸道疾病等。

（2）关注牙齿错位情况：如上颌前牙腭向错位、上牙弓宽度不足等情况，会限制下颌的向前生长，应该及时处理，建立有利于下颌生长的口内环境。

（3）促进下颌向前生长：在生长发育高峰期（约 11~13 岁）进行早期功能性矫治，采用肌激动器、FR-Ⅱ、Twin-block 矫治器等刺激下颌的发育。

2. 恒牙期（第二恒磨牙萌出建𬌗，约 12 岁后）

（1）矫形治疗：若下颌发育不足但上颌发育正常，则该时期可尝试通过矫形治疗引导下颌向前，通过固定式功能性矫治器如 Forsus、Herbst 矫治器或 SGTB 技术前引导下颌，治疗前需对颞下颌关节的情况进行评估。

（2）掩饰性治疗：若下颌发育不足同时伴有上颌发育过度，则可通过拔牙矫治内收前牙、对面型进行掩饰性治疗或配合颏成形以达到良好的鼻唇颏关系。

（3）手术治疗：对于严重的下颌发育不足，可通过牵张成骨延长下颌骨或在生长发育完成后（约 18 岁）进行正畸 – 正颌外科联合治疗，采用手术方法移动下颌骨段来改善面型及功能。

十一、前牙开殆如何矫治?

大多数前牙开殆的患者都是因发现前牙无法切断食物而就诊。根据正常殆标准，上颌前牙应覆盖下颌前牙近切端的 1/4 牙冠。前牙开殆就是后牙能够咬住而前牙不能咬住，表现为上、下颌前牙唇向倾斜，面下 1/3 较长，开唇露齿等。

开殆畸形的病因繁多，包括遗传，严重的佝偻病，口腔不良习惯如吐舌、吮拇指、咬物，后牙位置异常以及外伤等。

前牙开殆的矫治要根据形成机制、患者年龄采用合适的方法。生长发育期的儿童其牙性开殆多是由于口腔不良习惯引起，可用活动矫治器加舌屏、腭刺改正。生长发育后期的儿童及成年人的牙性开殆一般用固定矫治器矫治。微种植体技术可压低后牙，帮助治疗。有严重骨性开殆畸形的患者还需要正畸 – 正颌外科联合治疗。

前牙开殆是一种易复发的错殆畸形，治疗后要严格听从医嘱配戴保持器。

十二、深覆殆如何矫治?

前牙咬合过深，临床上称为深覆殆，是一种上、下牙弓和（或）上、下颌骨垂直向发育异常所致的错殆畸形。一般是由于儿童时期咬下唇、紧咬牙等不良口腔习惯或全身慢性疾病所致的颌骨发育不良，以及乳磨牙或第一恒磨牙早失造成的颌间距离降低和咀嚼力刺激的缺乏等局部因素引起的后牙（后牙槽）高度不足，前牙（前牙槽）高度过大。

乳牙期和替牙期的前牙深覆殆会限制下颌的发育，造成下颌后缩及发育不足。恒牙期的深覆殆会引起咬合创伤、咬伤牙龈、髁突后移位从而造成颞下颌关节的弹响等功能方面以及微笑时上颌牙龈暴露过多等美观方面的影响。

对于乳牙期和替牙期深覆𬌗患者，一般使用功能性矫治方法，如附有平面（或斜面）导板的功能性矫治器以改善生长发育趋势。对于恒牙列期的深覆𬌗，多采用固定矫治方法，如使用摇椅弓、种植体支抗等方法压低前牙，或上颌平面导板、多曲唇弓和Ⅱ类牵引等方法升高后牙。对于严重骨性深覆𬌗患者需要在 18 岁后用正畸 – 正颌外科联合治疗来改善。

十三、微笑时牙龈暴露过多如何矫治？

微笑时牙龈暴露过多也称露龈笑，一般是指在微笑时暴露过多的上颌前方牙龈（通常大于 2mm），在一定程度上破坏了患者面部的美观，还给患者带来心理上的负担。随着生活水平的不断提高，人们对美的认知水准也在不断提升，不仅局限于外貌，而且对微笑时的状态也很注重。引起露龈笑主要是因为上唇过短、上唇提肌功能亢进、临床牙冠过长以及上颌牙槽骨垂直向发育过度。

露龈笑的治疗包括：针对上唇过短及功能亢进的患者，采用唇肌功能训练的方法改善；针对上颌牙槽骨垂直向发育过度的患者，采用压低上颌前牙的治疗方法。随着微种植钉技术的发展，越来越多的正畸科医生使用微种植钉治疗露龈笑。但是，若患者的露龈笑严重，压低上颌前牙后露龈笑并不能完全改善。这时可能要协同其他方法（如上唇肌肉松解整形术或正颌手术）才能达到治疗露龈笑的理想效果。

十四、需配合正颌外科治疗时的治疗程序是什么？疗程有多久？

对于严重骨性畸形案例，诸如下颌发育过度或者短小、下颌严重骨性偏斜、上颌发育不足、上颌过度前突等，仅通过正畸的手段不能实现良好的功能与美观，需要借助外科手术的方式纠正骨性畸形。一般而言，正畸 –

正颌外科联合治疗分为术前去代偿、正颌手术、术后精细调整三个阶段。所谓术前去代偿，是指手术前将所有牙齿排列整齐，恢复牙齿正常的倾斜角度。根据具体情况设计拔牙或者非拔牙方案。第一阶段时间大约为 6~18 个月。第二阶段为正颌手术，一般术后住院 1 周，进流食，1 个月后逐步恢复正常饮食。术后精细调整阶段一般 12 个月左右，进一步调整咬合，恢复正常功能。

十五、青少年可以进行隐形矫治吗？

随着隐形矫治技术的发展，越来越多的正畸科医生开始认识到，隐形矫治在青少年的正畸治疗中也具备其独特的优势。青少年选择隐形矫治的理由如下：

1. 无需改变饮食习惯，不影响营养摄入　青少年正处于生长发育期，配戴传统的矫治器一般不宜食硬物，势必会影响部分饮食习惯及营养物质的摄入。而无托槽隐形矫治器在治疗过程中，可以由患者自行摘戴。因此，在吃东西时可以将矫治器取下，不会影响饮食、咀嚼。

2. 维护青少年敏感期的心理健康　无托槽隐形矫治器的一个很明显的优点是隐形、美观，可以很好地在矫治过程中保护孩子的隐私，尤其是对于一些不自信的孩子，若能摆脱类似于"钢牙妹""铁齿铜牙纪晓岚"等绰号的产生，可以更好地引导孩子积极向上的心态。

3. 较少的口腔黏膜损伤　传统的固定矫治存在钢丝、托槽、结扎丝等附件，这些小附件伴随着咀嚼有很大程度脱落的可能，因此常会出现钢丝扎破口腔黏膜等扎嘴的现象。而隐形矫治器由于采用医用高分子材料，配戴相对舒适，几乎不会出现扎嘴的现象。

4. 方便维护口腔卫生　传统固定矫治由于托槽长期在牙面上，如果患者没有很好地刷牙，食物残渣会遗留在托槽的周围，导致托槽周围牙齿脱矿，甚至出现牙龈发炎、红肿、出血等现象。无托槽隐形矫治器由于可以自行摘戴，患者可以先取下矫治器再刷牙，方便维护口腔卫生，减少了牙齿脱矿的概率，同时对维护牙龈组织健康也有一定的作用。

（金作林　金　钫）

第三节　成年人常见错𬌗畸形的矫治

一、成年人可以正畸吗？

成年人在正畸治疗前需要对口腔状况进行一系列的评估，如有无牙龈出血、牙齿松动、蛀牙，张闭口时耳前区有无声音等，如果存在这些问题需要先治疗才能开始正畸治疗。

二、成年人正畸时牙移动的特点是什么？

牙齿受到矫治器施加的正畸力在牙床内发生移动。由于成年人的生长发育已经完成，骨组织改建缓慢，牙齿移动速度比处于快速生长的青少年要慢。而且，成年人新骨形成能力降低，若施加较大正畸力会使牙齿松动，应施加较轻的外力并延长正畸加力时间，给牙槽骨更多改建恢复的时间。此外，成年人若口腔卫生不佳，牙石堆积、牙龈退缩等都能影响正畸牙齿的移动。

三、成年人正畸时面型有什么变化？

正畸治疗中一方面由于牙齿的移动导致咬物无力；另一方面为了防止粘接在牙齿上的矫治器脱落会要求患者进食偏软的食物，使咀嚼肌缺少锻炼，出现轻度萎缩，导致脸颊凹陷，出现所谓的"牙套脸"。并且，对于原来面部就消瘦的患者可能会更明显，如同长期卧床的患者腿部肌肉会萎缩一样。去除矫治器后，由于已经建立了新的咬合关系，恢复了正常饮食，咀嚼功能也得到恢复，脸部的丰满度就会恢复。

四、成年人正畸时为什么要注意牙周病？

牙周病是成年人最常见的口腔疾病之一，虽然在正畸前已经进行了牙周评估和必要的牙周治疗，但戴上牙套后较难清洁牙面，易堆积食物残渣，滋生细菌，导致或加重牙周炎症。因此，医生会经常对患者进行口腔卫生的宣教，提醒没有牙周病的患者也要注意口腔卫生的维护。

五、怎样评价面部美学？

正面看面部上下分为三等分，左右分为五等分，即常说的三庭五眼，这是公认的面部比例协调的美学标准（图4-3-1）。

三庭指面部的长度比例，把脸的长度分为三个等分，从前额发际线至眉心，从眉心至鼻底，从鼻底至下巴，各占脸长的1/3。五眼指脸的宽度比例，以眼睛宽度为单位，把水平面脸部宽度分成五个等分，即从左侧发际至右侧发际为五个眼睛宽度。

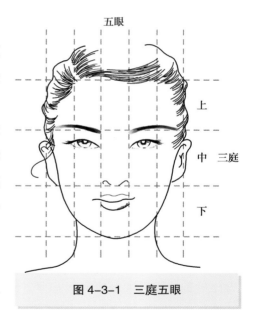

图4-3-1　三庭五眼

六、成年人正畸时为什么要注意颞下颌关节的情况？

成年人因牙齿的正常磨耗，咬合关系不是一直不变的，颞下颌关节会随着咬合关系的改变而适应性改建，大多数人感觉不到这些轻微的变化。但是，正畸时咬合关系会发生较大改变，颞下颌关节也会随之改建从而适应新的咬合关系。因此，治疗过程中需密切观察颞下颌关节的变化情况。如果出现耳前区疼痛、张不开嘴或原有症状加重，应先暂停正畸治疗，进行相应的关节治疗。

七、成年人正畸时有哪些相关手术？

成年人正畸治疗前必须要进行牙周状况的评估，对于重度牙周病患者应先行牙周手术治疗。此外，成年人正畸治疗对面型的改善非常有限，对于中重度的骨性畸形需要正畸–正颌外科联合治疗，即先正畸，再行正颌手术，最后完成术后正畸，才能达到功能和美观的双重目的。

八、什么是牙槽骨缺损？

牙齿是长在牙槽骨中的，牙根周围应都包绕有牙槽骨（图4-3-2），如同树根周围包绕泥土，这样牙齿才能稳固。但有些患者的牙槽骨非常薄，甚至包不住牙根的某一部分，使牙根直接与牙龈接触或暴露在口腔内，称为牙槽骨缺损。这种情况下若要正畸移动牙齿将非常危险，易出现牙齿松动、牙龈退缩等问题。

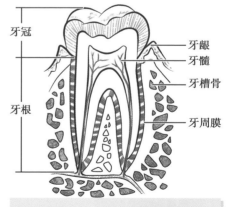

图4-3-2 牙齿结构示意图

九、怎样治疗牙槽骨缺损？

临床上可以通过手指触诊发现菲薄的牙槽骨，通过拍 X 线片也可发现牙槽骨缺损。对于牙槽骨缺损的患者可以先进行牙周手术，在缺损部位填入骨粉，然后再开始正畸治疗，以确保牙齿始终在牙槽骨内移动。

十、成年人"龅牙"如何矫治？

正畸学上将"龅牙"称为Ⅱ类错殆畸形，需要先判断是由于牙齿过于前突，还是由于上牙床的前突或下牙床的后缩造成的"龅牙"，即牙性的还是骨性的原因。牙性和轻度的骨性Ⅱ类错殆畸形可以通过正畸治疗改善，即骨性畸形未改变的情况下仅通过正畸治疗移动牙齿掩饰颌骨位置和形态的异常，以获得相对良好的咬合关系，称为掩饰性治疗。通常采用上颌拔除两颗牙，利用拔牙的空间使上颌前牙向后移动，而下颌不拔牙或拔除一个下门牙的方法进行掩饰性治疗。中重度骨性畸形的患者则需要正颌外科手术，即通过手术矫正异常的颌骨位置。在治疗之前，正颌外科医生和正畸科医生必须一起会诊，明确诊断，制订治疗计划，确定治疗流程。常规流程为先正畸治疗，后手术，再正畸。

十一、成年人"地包天"如何矫治？

正畸学上将"地包天"称为Ⅲ类错殆畸形，治疗时需要判断是牙性问题还是骨性问题。牙性和轻度的骨性Ⅲ类错殆畸形可以通过单纯的正畸治疗，通常采用拔除下颌两颗牙齿，利用拔牙的空间使下颌前牙向后移动，上颌尽量不拔牙的方法进行掩饰性治疗。但是，掩饰性治疗无法改变患者颌骨的位置或形态的异常，对面型的改善程度有限。中重度的骨性Ⅲ类错𬌗畸形就需要正畸－正颌外科联合治疗。

十二、成年人"脸歪"如何矫治?

正畸学上将"脸歪"称为不对称畸形，治疗时同样需要判断是牙性问题还是骨性问题。通常面部不对称的患者其不对称还表现在左右眼睛的高度不一致，有些还伴有鼻梁的歪斜。牙性和轻度骨性的不对称畸形可以通过单纯的正畸治疗改善咬合关系，但面部不对称仍然存在。中重度骨性的不对称畸形就需要正畸－正颌外科联合治疗，摆正偏斜的颌骨，术后可能需要视面型做第二次手术行颌骨轮廓外形的修整。

十三、成年人牙齿过度磨耗如何矫治?

正常的上、下颌牙齿间是通过牙尖与对𬌗的牙窝互相接触，如同齿轮的契合一样，以利于嚼碎食物。如果没有尖窝相对，而是上、下牙尖相对，常常会造成牙尖的过度磨耗。正畸时需要重新排列上、下颌牙齿，达到尖窝相对，再由口腔修复科医生用修复方法重建牙尖，以达到最大接触，避免继续加重磨耗。

十四、成年人戴烤瓷冠能正畸吗?

正畸前需要对戴烤瓷冠的基牙状况进行评估，如果牙根周围有炎症或根管治疗不佳，将不利于牙齿的移动。若基牙状况良好，戴烤瓷冠的牙是可以正畸的。但是，正畸结束后因咬合关系的改变，可能需要重新制作烤瓷冠。

十五、成年人怎样选择矫治器？

最常用的正畸矫治器是贴在牙齿表面的唇侧固定矫治器，就是我们常说的"钢牙"，一张口就能看到。而成年人对矫治器选择主要是出于美观考虑，希望不影响人际交流，因此可以选择舌侧矫治器或无托槽隐形矫治器，具体选择哪一种需要听从正畸科医生的建议。

十六、正畸时如何发现龋齿？如何治疗？

正畸时医生要求患者每次吃完东西后都要刷牙，及时清除食物残渣。如果喝过冷或过热水、进食时感觉牙齿有隐隐的疼痛，或者发现牙齿变色等情况，应立即告知正畸科医生，以便及时治疗。治疗龋齿时需将龋坏的牙齿磨除，再填上人工材料以恢复牙齿原来的形态。如果龋坏严重，影响到牙齿里的牙神经，则需要更复杂的根管治疗。

十七、什么是正畸 - 正颌外科联合治疗？

由于先天或后天的因素引起颌骨的生长发育出现异常，外观表现为颜面形态的异常，称为牙颌面畸形，我们常说的"地包天""龅牙"都属于牙颌面畸形。轻度的牙颌面畸形可以通过单纯的正畸治疗掩饰颜面形态的异常，中重度的就需要正畸 - 正颌外科联合治疗才能改变骨性的异常，从而矫正颜面的异常。

正畸 - 正颌外科联合治疗的常规流程为：先进行术前正畸治疗排齐牙列，为手术创造更多空间；然后进行正颌外科手术，通过手术恢复正常的上、下颌骨的位置及形态，改善骨性畸形；术后还需行正畸治疗进一步调整，达到理想咬合关系。

十八、什么是牙颌面畸形患者的代偿表现？

牙颌面畸形是发育性的，即在生长发育过程中逐步出现并加重，直至成年。随着颌骨畸形的加重，患者的咬合关系也在发生变化。机体本身为了保持上、下颌牙齿的咬合，会使牙齿的倾斜度不断发生变化来掩饰原有的骨骼发育异常，以维持正常的咬合运动。这就是代偿，即看上去患者的牙齿错𬌗畸形比骨骼畸形程度轻。例如，"地包天"患者的下颌前牙会向内倾斜以掩饰过于前突的下颌骨，并使其能与上颌前牙建立正常的咬合关系，用以切断食物。

十九、术前正畸做些什么？

在发育过程中，牙齿会为了掩饰骨骼畸形而发生过度倾斜，从而维持上、下颌牙齿的咬合及掩饰颜面畸形。术前正畸的目的是去除牙的倾斜代偿，恢复牙齿正常的位置和角度，为正颌手术创造空间。因此，患者会发现术前正畸后畸形加重了。经过正颌手术，恢复骨骼的正常位置，再进行术后正畸以精细调整咬合关系，才能最终获得面型、功能的双重改善。

二十、正颌手术中有什么风险？

正颌手术是在全身麻醉下将位置异常的上、下颌骨截断放到正常位置，用钛金属板固定，让颌骨在新的位置上长好。因此，有全麻风险的患者是不能做正颌手术的。术中可能有大量出血的风险，下颌截骨术中可能损伤下颌神经造成下唇区域暂时性或永久麻木，也可能存在下颌骨骨折等风险。

二十一、正畸－正颌外科联合治疗是否可以先做手术？

常规的正畸－正颌外科联合治疗流程是先术前正畸，后做手术，再术后正畸。对于一部分牙齿整齐直立，没有发生过多代偿性倾斜的患者，经过正畸科医生和正颌外科医生的联合会诊，可以考虑先做手术，正颌外科医生必须按照由正畸科医生事先确定好的术后的牙齿咬合关系进行手术，并确保手术后颌骨位置的稳定，术后再由正畸科医生进行去代偿的正畸治疗。手术优先的正畸－正颌外科联合治疗对正畸科、正颌外科医生的要求将更高。

二十二、什么是牙周病？

牙齿分为牙冠和牙根，牙根直立在牙槽骨中，牙根和牙槽骨之间有一层牙周膜。牙周膜和牙槽骨是牙周支持组织。由局部因素引起的牙周支持组织的慢性炎症为牙周炎，其中口腔卫生不佳是最常见的原因。早期表现为牙龈红肿、牙龈出血，即牙龈炎。若未能及时治疗，炎症可由牙龈向深层扩散到牙周膜、牙槽骨而发展为牙周炎，引起牙周支持组织丧失，逐渐引起牙齿松动甚至无法保留。

二十三、为什么牙周病患者的牙齿越来越难看？

一方面牙列拥挤使口腔卫生难以保持，牙菌斑、牙石堆积，引起牙周炎；另一方面咬合时力量过大，超过了牙周支持组织所能承受的力，引起牙周组织损伤。上述两方面均可破坏牙周支持组织，特别是牙槽骨吸收加重时，支持牙齿的力量不足，造成牙齿的松动，无法抵御舌肌向外推动的力量，使牙齿移位，出现外突、牙缝增大等，影响美观。

二十四、如何能发现自己患有牙周病?

　　牙周病的早期症状不明显,患者常只出现牙龈红肿、刷牙出血,这一阶段称为牙龈炎。随着炎症的进一步扩散,破坏包绕在牙根周围的牙周膜,使牙龈与牙根分离,形成牙周袋。细菌在牙周袋内繁殖,引起化脓,可出现口臭、牙龈溢脓。若炎症进一步侵犯牙齿周围的牙槽骨,引起骨破坏,则可出现牙齿松动、移位,咬合无力,疼痛。如出现这些症状,就表示极有可能患上了牙周病。此外,定期的口腔检查也有助于及早发现牙周病。

二十五、成年牙周病患者能进行正畸治疗吗?

　　过去的观念认为牙周病患者牙周支持组织减少,不能承受矫正牙齿施加的力,故不主张对牙周病患者施行正畸治疗。近年来的临床研究表明,只要正确选择适应证,在牙周组织炎症控制的情况下,对患牙施加生物限度以内的正畸力,不仅可以排齐拥挤错位的牙齿,建立良好的咬合关系,还有利于维持口腔卫生,控制牙菌斑,并恢复牙齿之间的咬合平衡,促进牙周组织的康复。因此,只要牙周炎症得到控制,适应证把握得当,在专业正畸科医生和牙周科医生的配合下,成年牙周病患者可以行正畸治疗,并且正畸治疗是牙周序列治疗的重要步骤之一。

二十六、牙周病患者的正畸治疗做些什么?

　　合理的正畸治疗可以做到以下方面:

1. 排齐拥挤错位的牙齿,有利于菌斑控制。
2. 使用矫治器恢复移位前牙的位置,关闭牙缝,为义齿修复作准备。

3. 改变牙长轴及其受力方向，消除咬合创伤，减轻牙齿咬合负担，利于牙周恢复。

但正畸治疗的前提是牙周炎症得以控制，致病因素得以消除。患者应掌握口腔卫生维护的方法，在正畸治疗期间认真执行，并且配合牙周科医生定期检查和维护治疗。因此需要牙周－正畸多学科联合治疗。

二十七、牙周－正畸多学科联合治疗的一般流程是什么？

患者来到正畸门诊寻求治疗方案时，需要接受正畸科医生详细的病史询问和检查，医生会分析患者的治疗需求、错𬌗畸形的程度、口腔内其他疾病的控制等。对于牙周病严重，仍处于进展期而未经系统治疗的患者会转诊牙周科进行治疗，并与牙周科、修复科、种植科、外科医生进行多学科会诊，讨论牙齿移动中可能面临的各种问题，建立一套完善的个性化的序列治疗方案，待完成牙周治疗，牙周状况稳定后，再开展正畸治疗。

二十八、牙周病患者的正畸方案与常规正畸方案有何不同？

牙周病患者的牙周组织往往有不同程度的损害，远距离移动牙齿势必会加重牙周组织的进一步损伤，正畸科医生一般以尽量减少牙齿移动距离为原则。在设计方案时也会相对保守，有时对需要拔牙提供间隙的患者会采取策略性拔牙模式，即尽量拔除靠近需要间隙部位的牙，而不会机械地采用常规的拔牙模式来获取所需间隙。这种方式不强调拔牙的对称性，具有拔牙少、牙移动距离小、疗程短等优点，尽最大程度保护患者的牙周组织。

二十九、对于牙周病患者，正畸科医生会如何选择矫治器？

牙周病患者在正畸治疗的全程都需要把口腔卫生的维护放在第一位。

正畸科医生在矫治开始前就需考虑到矫治器对牙周维护的影响，会建议患者尽量选用便于清洁的矫治装置，例如使用直接粘接矫治装置，选择结扎丝或者使用低摩擦力的自锁托槽，而不选择橡胶结扎圈，因为相比较而言使用橡胶结扎圈易滋生牙菌斑，不利于患者的口腔卫生维护。无托槽隐形矫治器同样也非常适合要做正畸的牙周病患者，优势主要有以下几方面：①口腔卫生易于维护；②具有类似夹板将多牙连成整体的作用，从而达到稳固牙齿的效果；③配戴隐形矫治器有利于减轻咬合创伤；④隐形矫治技术可以根据患者的牙周状况个性化设计矫治步骤，调控每一步的牙齿受力程度。

三十、为什么牙周病患者在正畸治疗中要调磨牙齿？

牙周病患者常伴有不同程度的创伤性咬合，即咬合时只有个别牙有接触，使这些牙承受过大的咬合负担。而创伤性咬合是牙周病的重要促进因素，调磨牙齿的目的就是去除不良的咬合高点，减少牙周的创伤性因素，帮助建立稳定的咬合关系，以利于牙周组织的修复和改善。由于咬合关系在正畸治疗中势必有所改变，正畸科医生会在仔细分析患者咬合情况后，少量、多次、分期进行调磨。

三十一、牙周病患者正畸治疗后的保持与非牙周病患者有何不同？

牙周病患者牙齿的病理性移位主要是由牙周支持组织的炎症和不平衡的唇舌肌力所致。当牙周组织被破坏，稳固牙齿的力量减弱，若牙齿舌侧肌肉的力量过大，牙齿就会向唇侧倾斜移动，出现牙缝。反之，若唇肌力量过大，牙齿就会向舌侧倾斜移动，出现牙齿排列不齐，这种移动称为患牙的病理性移位。因此，不同于非牙周病患者，有严重牙周病和牙齿病理性移位的患者在正畸治疗后需永久性保持。牙周病患者理想的长期保持器是舌侧固定保持器，可以从舌侧粘接各个牙齿使之连成一个整体。

三十二、牙周病患者正畸治疗期间如何维护牙周健康?

对于轻度牙周损害的患者来说,正确刷牙、控制牙菌斑是最基本的措施,必须贯穿整个正畸治疗过程。正畸过程中,牙齿最难清洁的部位是托槽之间的牙面、牙邻面和牙龈缘,正畸专用牙刷有时也很难彻底清洁这些部位,可以辅助牙线、牙间隙刷等工具清理。

对于中重度牙周损害的患者,还要根据牙周科医生的要求定期复诊进行牙周维护。如果出现牙齿松动加剧、牙龈增生等急性症状,应暂缓正畸治疗,立即去牙周科就诊。

三十三、正畸治疗期间怎样正确刷牙? 有哪些工具可供选择?

刷牙次数:不仅是三餐后需要刷牙,正畸治疗过程中进食后也必须刷牙,且需要延长刷牙时间,不少于 3 分钟。不能偷懒,一定要确保口腔内干净卫生的环境。

刷牙工具:普通牙刷、正畸专用牙刷、牙间隙刷、冲牙器等。

刷牙方法:用正畸专用牙刷和牙膏充分清洁牙面。邻近牙龈的牙面以及托槽周围是重点清洁部位。使刷毛与牙面成 45° 角倾斜向咬合面,牙刷定位后,短距离水平颤动 4~6 次,然后将牙刷向牙冠方向转动拂刷牙面。配合使用牙间隙刷或冲牙器以清洁死角及牙齿间隙。刷牙后,牙面应干净清洁,没有任何食物残渣或者软垢残留。

(房　兵　朱　敏)

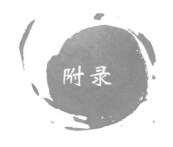

附录

常见错殆畸形及诊疗术语快速查阅

以下排序以名词首字拼音为序

1. Forsus、Herbst 矫治器：Forsus、Herbst 矫治器是引导下颌前伸的功能矫治器，需要配合固定矫治器使用，通过固定杆及弹簧部件形成类似于一个在上、下颌间的人工关节，促使下颌在不同的功能状态下均处于前伸位，可持续发挥矫治力量，刺激颞下颌关节的改建，促进下颌生长。

2. 拔牙矫治：通过减少牙的数量提供间隙，排齐牙齿及解决凸度过大等问题，是治疗重度牙列拥挤常用的方法之一。拔牙需慎重，尽量不拔，遵循拔牙保守原则、患牙优先拔除原则、左右对称原则、上下协调原则等。

3. 保持器：正畸结束后，为保持牙齿或颌骨稳定于矫治后的特定位置，防止错殆畸形复发而需坚持配戴的保持装置。一般在矫治完成，拆除矫治器后，需要制作石膏模型，在模型上制作保持器。临床上常见到的保持器类型有：①负压压膜保持器，目前应用最广，由弹性塑料制作，覆盖所有牙列的牙冠，体积小，外形美观；② Hawley 保持器，是一种活动保持器，有轻微的矫治作用。由前牙区的钢丝和舌侧的自凝树脂组合而成一个整体；③粘固式前牙固定舌侧保持器，使用树脂材料将麻花丝粘接在下颌切牙舌侧，将下颌切牙连接在一起，固定和维持了每个切牙的位置，适用于需长期或终身保持的情况。

4. **唇腭裂**：唇腭裂是一种常见的颜面部先天发育缺陷，表现为上嘴唇、腭部全部或部分裂开，不仅影响患者的吮吸、进食、语言等功能，还会影响容貌美观。长期的颌骨生长发育障碍常导致面中部塌陷（呈"碟形脸"或"月牙脸"）、咬合错乱（呈前牙反殆或开殆）等畸形。

5. **错殆畸形**：在儿童生长发育过程中，由于先天的遗传因素（基因决定）或后天的环境因素（如口腔不良习惯、替牙障碍、牙周病等）导致牙齿或颌骨的大小、形态、位置异常，如牙齿排列不齐（牙齿的"里出外进"）、上颌前突（"龅牙"）以及下颌前突（"兜齿"或"地包天"）等。这些错殆畸形不仅会影响口腔健康、颌骨的发育，而且会影响容貌外观，严重者还可对患者造成严重的心理和精神障碍。

6. **额外牙**：一般乳牙列共有 20 颗牙齿。恒牙列共有 28 颗牙齿，如同时存在 4 颗智齿，即共 32 颗牙齿。除此之外，萌出或未萌的多余牙齿，均为额外牙。

7. **根管治疗**：以感染控制为核心的治疗牙髓病和根尖周病的首选方法，通过预备根管彻底去除根管内的感染源并严密封闭根管以杜绝再感染，为血运丰富、修复再生能力强的根尖周组织提供良好的生物学环境。一般由根管预备、根管消毒和根管充填三大步骤组成。

8. **功能性矫治器**：区别于恒牙期矫治用的粘在每一个牙面上的金属矫治器，功能性矫治器大部分是可以摘带的一种矫治器，主要用于矫治替牙期及恒牙早期正处于生长发育期儿童的骨性错殆畸形。它的主要功能不是排齐牙齿，而是利用儿童的生长潜力，通过改变患儿咬合时的下颌位置，前伸或后退下颌，帮助下颌后缩（"天包地"）或下颌前突（"地包天"）的患儿改善面型。功能性矫治器治疗后，患者一般在恒牙期还需要进行第二次矫治，以解决牙齿排列和咬合调整的问题。

9. **骨性反殆**：骨性反殆指上、下颌骨之间相对关系表现为上颌位置相对靠后或下颌位置相对靠前的一种前牙反殆（"地包天"）。患者表现出不单是下颌前牙包在上颌前牙的前面，还会伴有明显的颌骨异常、面中部或鼻子周围区域凹陷等颜面畸形。骨性反殆常具有家族史，是较为严重的一种反殆。由于下颌位置相对靠前（"大下巴"），面型多表现为凹面型（"月牙脸"）。对于严重的骨性反殆，单纯正畸治疗很难解决，需要待患者成年后，进行正畸 – 正颌外科联合治疗。对于轻中度的骨性反殆，可以尝试进行正畸掩饰治疗，在一定程度上调整牙齿的排列和咬合关系，但对于面型的改善效果欠佳。

10. **骨性畸形**：骨性畸形指上、下颌骨位置、形状、大小的不协调，主要表现有"地包天""歪脸""小下巴"等。轻中度骨性畸形可通过正畸来代偿，而严重骨性畸形则需要正畸 – 正颌外科联合治疗。

11. **固定矫治器**：固定矫治器由托槽、带环、颊面管、弓丝等组成，正畸期间固定在牙齿上，患者需一直配戴无法自行取下的一种矫治装置。

12. **殆垫**：一种在矫治过程中使上、下颌牙齿离开一定距离，以达到某种矫治目的的矫治器。

13. **横腭杆**：横腭杆是一种简便高效的矫治装置，利用同时插入粘接于两侧后牙舌面管的平衡连接杆，可以防止后牙出现左右倾倒、前后移动、旋转等矫治中不希望出现的现象，以获得更好、更稳定的矫治效果。

14. **活动矫治器**：正畸期间以牙齿和黏膜固位，但不固定在牙齿表面，患者可自行摘戴的一种矫治装置。

15. **肌激动器、FR-Ⅱ矫治器、Twin-block矫治器**：肌激动器、FR-Ⅱ矫治器、Twin-block矫治器均属于功能性矫治器，一般由殆垫、诱导斜面、固位卡环组成。其作用原理为通过诱导斜面将下颌引导至合适的位置，从而刺激咀嚼肌的兴奋使肌力通过矫治器传导到牙齿及颌骨，使其发生适应性改建，促进下颌的生长发育。主要用于处于乳牙晚期或替牙期的下颌发育不足的患者。

16. 间隙保持器：在先天性牙齿缺失且乳牙已经脱落的情况下，若此时其他牙齿正处于乳恒牙替换中，为了保持这个空缺就需要间隙保持器来维持正常的生理间隙。此外，间隙保持器也可应用局部活动义齿充填间隙，并暂时行使咀嚼功能，保持美观。待患者成年后，再进行永久固定修复。

17. 开唇露齿：开唇露齿也称"露龈笑"，一般是指在微笑时暴露过多的上颌前方牙龈（通常大于 2mm），在一定程度上影响了患者面部美观，还给患者带来心理上的负担。有"露龈笑"的人常伴有上颌牙齿向外突出，往往需要强行闭口才可以将牙齿完全遮住。也有少部分"露龈笑"是因为上唇过短导致。

18. 髁突自溶性骨吸收：髁突自溶性骨吸收或称髁突渐进性吸收，是下颌髁突不明原因的逐渐吸收变小，进而造成患者下颌后缩、咬合错乱等问题。这类疾病常发生在青春期女性患者身上，可能与雌激素水平异常波动有关。治疗方式常分为两大类：一是保守治疗，主要包括𬌗垫和药物治疗；二是手术治疗，主要是通过手术将肋软骨或者人工关节替换病变的髁突头，继而重建咬合关系，恢复咀嚼功能。

19. 口腔不良习惯：主要的口腔不良习惯包括吮指习惯、唇习惯、舌习惯、偏侧咀嚼习惯、咬物习惯和睡眠习惯。相关资料显示，儿童口腔不良习惯是形成错𬌗畸形的主要病因之一，占各类错𬌗畸形病因的 1/4 左右。

20. 扩弓器：用于刺激颌骨生长从而扩大牙弓形态的正畸装置。

21. 邻面去釉：邻面去釉又称片切，指适量将牙齿两侧牙釉质磨除一小部分（一般一侧不超过 0.25mm），相当于科学地给牙齿"减肥"或者"塑形"，有利于排齐牙齿、改善牙齿形态、预防或改善"黑三角"、减少拔牙等。适用于牙齿拥挤程度不大、牙齿形态不佳、无明显患龋倾向的口腔卫生及牙周状况良好者。

22. 埋伏牙：部分额外牙表现为骨埋伏，即存在于颌骨中而不萌出，在牙列中看不到该牙，在拍摄全口牙位曲面体层 X 线片时可发现，可造成其他萌出的正常牙齿扭转、移位或者根尖病变等。

23. 黏膜保护蜡：黏膜保护蜡是一种预防矫治过程中矫治装置扎嘴，避免口腔黏膜受到刺激的保护产品。

24. 颞下颌关节强直：因颞下颌关节损伤、炎症或是瘢痕粘连等原因造成关节结构破坏，髁突头无法在关节窝内自如转动或滑动，导致患者长期开口困难或完全不能开口。若生长发育期儿童双侧颞下颌发生关节强直，可影响下颌发育，出现小下颌畸形。

25. 颞下颌关节紊乱病：颞下颌关节紊乱病指颞下颌关节，即老百姓口中下巴的"挂钩"出现了张闭口时弹响（在张嘴或闭嘴过程中出现单声或多声的声响）、运动受限、疼痛等症状，病因复杂较不明确。正畸治疗既不会引起，但也不能阻止颞下颌关节紊乱病的发生。如果正畸治疗前，患者出现颞下颌关节紊乱病的症状，需要咨询相关医生，待关节状况稳定后，再行正畸治疗，并且在正畸治疗中需要密切关注颞下颌关节问题，出现症状及时就诊颞下颌关节科。

26. 偏侧咀嚼：当一侧牙齿有严重龋病或有严重错位牙、多数牙缺失时，迫使患者只能使用另一侧的健康牙齿来吃东西，这种现象称为偏侧咀嚼。长期的偏侧咀嚼会使非咀嚼侧颌面部发育不足，出现明显的面部两侧大小不对称，下颌骨也会向咀嚼侧偏斜，影响患者的颜面美观。

27. 偏𬌗：偏𬌗是以面部不对称、咬合关系紊乱为主要特征的疾病。其病因复杂，畸形程度相差较大。既有发育性因素造成的畸形，也可由疾病如肿瘤等引起。从发病机制上可分为牙源性、肌源性和骨源性三大类。对于前两种类型的畸形，单纯正畸可加以纠正。对于骨源性偏𬌗，正畸－正颌外科联合治疗效果明显。

28. 平面导板：平面导板是一种戴在上颌的装置，属于活动矫治器。戴入后，下前牙咬在平面导板上，上、下颌后牙间存在间隙，这种咬合力能够使下颌前牙压低，后牙间隙能够给后牙生长空间，同时通过压低前牙和升高后牙使前牙覆𬌗变浅。

29. 牵张成骨：牵张成骨是将皮质骨切开后在截骨线两端置入牵张器，

通过缓慢施加牵引力使新骨形成，从而达到延长骨及软组织的目的。其最大优势为利用机体自身修复再生能力形成新骨及软组织，而不需要切取自体组织进行移植或应用其他组织代用品，可用于治疗颌骨发育不足的颅颌面畸形。

30. 前牙反殆： 后牙咬在一起时，下颌前牙位于上颌前牙的前面，呈现一种下颌前牙包住上颌前牙的状态，俗称"兜齿"或"地包天"。这种现象可能单纯是由牙齿排列位置不正确导致，也可能是因为上、下颌骨相对位置异常，如上颌位置相对靠后或下颌位置相对靠前，伴有面中部或鼻子周围区域凹陷、"大下巴""月牙脸"等颜面畸形。

31. 前牙开殆： 后牙咬在一起后，上、下颌前牙之间在垂直方向仍有间隙，不能咬合在一起或上颌牙齿不能盖住下颌牙齿。这样的咬合会影响患者的口腔咀嚼功能和某些发音功能，同时也大大影响患者美观。患者常伴有不良习惯，比如伸舌吞咽（"吐舌"）或吮拇指（"吃手"）。正畸治疗过程中，不良习惯的破除对于开殆的改善非常重要，否则正畸治疗后容易复发。严重开殆患者往往需要待其成年后，即颌骨发育结束时，进行正畸－正颌外科联合治疗。

32. 前牙深覆殆： 前牙深覆殆指上颌前牙在垂直距离上盖过下颌前牙过多，严重者甚至出现上颌前牙咬在下颌前牙唇侧龈组织上，或下颌前牙咬在上颌前牙腭侧龈组织或硬腭黏膜上，可伴有关节不适或下颌牙齿磨耗。

33. 乳牙早失： 乳牙在被恒牙正常替换前，因为龋病、外伤或其他原因而自行脱落或者被拔除，出现乳牙过早脱落，称为乳牙早失。常因为乳牙缺失部位、缺失时间等因素的不同，造成邻牙的倾斜、缺隙的减少、殆关系的紊乱、恒牙萌出受阻等错殆畸形。

34. 乳牙滞留： 有些孩子的乳牙迟迟不松动、脱落，但新的牙齿已经长了出来，这种个别乳牙逾期不脱落而相应的替换恒牙已经萌出的现象称为乳牙滞留。常会因为乳牙牙髓或牙周组织的炎症，继承恒牙先天性缺失或牙胚位置不正导致乳牙根吸收轻微或完全不吸收，发生乳牙滞留，进而引起继承恒牙因萌出受阻而埋伏阻生或错位萌出，出现牙齿不齐，影响孩子的口腔健康和美观。

35. 上唇肌肉松解整形术：当解决不伴有上颌骨前突的"露龈笑"时，可做口内切口，松解离断双侧上唇方肌。这一方法是通过降低或解除这些肌肉的张力，在静态美的基础上实现动态美，恢复自然亲切的微笑。

36. 上颌前方牵引：上颌前方牵引是一种主要针对上颌发育不足（面中部凹陷）的早期矫治方法，适用于处于生长发育期的前牙反𬌗（"地包天"）患儿。患儿一般需要在口内粘接矫治器，同时需要配戴面罩每天至少 12 个小时。通过每天进行皮筋牵引促使上颌向前发育，解除前牙反𬌗，改善患儿面型。前方牵引治疗后，患儿在完成乳牙替换后还需要进一步的正畸治疗，以改善牙齿排列和咬合关系。

37. 上颌前突畸形：上颌前突畸形即我们常说的"龅牙"，可分为非骨性上颌前突和骨性上颌前突。非骨性上颌前突一般是指仅有牙齿向前突，角度倾斜过大，上唇和鼻子周围不突。如果是骨性的，则牙齿和上颌骨基部都向前突出，嘴唇包不住牙齿，因此露牙齿也很多，这在微笑时最明显，有时还会伴随牙龈暴露，影响形象。下颌也一样，颏唇沟变浅或消失，下巴还有些后缩。

38. 舌侧固定矫治器：舌侧固定矫治器是将矫治器全部安装于牙齿舌侧面的固定式正畸矫治器，由于正面完全看不到，相对唇侧矫治器更为美观。

39. 双颌前突：上、下颌骨同时前突并伴有上、下颌前牙前突，为骨性错𬌗。常由遗传因素导致，颌骨前突使上、下颌切牙位置也随之前突，上、下唇闭合不全。颏部往往发育不足，侧貌凸明显。双颌前突治疗难度很大，对于前突较严重的成年患者，正畸 – 正颌外科联合治疗是有效改善侧貌的唯一途径。

40. 双牙弓前突：双牙弓前突为牙性前突，由于遗传、口腔不良习惯、替牙障碍等原因，导致上、下颌前牙明显前倾，上、下唇过突且闭合不全。

上、下颌骨位置在正常范围内，颏部发育好，外形轮廓清晰，但相对上、下唇明显后缩，侧貌凸。牙性前突矫治较容易，预后良好，临床常需拔牙治疗。

41. 替牙：临床上一般把牙列的发育过程分为乳牙期、替牙期和恒牙期三个阶段。替牙简单来说就是乳牙脱落替换成恒牙的过程。一般来说替牙从 6 岁左右开始，一直到 12 岁左右乳牙替换完成。替牙期是儿童生长发育的关键时期，直接关系到孩子今后的牙齿是否整齐，面容是否美观。家长应密切关注孩子牙齿的萌出及替换，定期到医院检查，当出现乳牙早失或乳牙滞留等情况需要及时治疗。

42. 替牙期：儿童自 6 岁前后恒牙开始萌出，乳牙依次替换，到 12 岁左右乳牙替换完毕。这一阶段，儿童的口腔内既有乳牙又有恒牙，通常称为替牙期。这是颌骨和牙弓主要的发育成长期，也是建立恒牙咬合关系的关键时期，此时的口腔预防保健直接关系到恒牙咬合关系的建立和恒牙列的健康。

43. 托槽：托槽就是俗称的"牙箍"，用于容纳和固定正畸钢丝，传递矫治力到牙齿，从而达到矫正错位牙齿的目的。托槽根据锁住钢丝的方式（结扎方式）不同，分为传统托槽和自锁托槽。传统托槽需借助结扎圈或结扎丝来固定钢丝，而自锁托槽上特殊的机械性弹簧片可直接固定钢丝。

44. 无托槽隐形矫治器：区别于传统粘接在牙齿上的固定矫治器（"钢牙"），无托槽隐形矫治器是一组采用高分子树脂膜形成固位并施力于牙齿的可自行摘戴的活动式透明压膜矫治器。在戴用时不影响美观，并且方便清洁，刷牙时可以取下来。隐形矫治可以解决大部分错殆畸形，但依赖于患者的配合，治疗时间有可能会相对延长。

45. 无牙畸形：先天缺牙大多表现为个别牙的缺失，而当全口多数牙或全口牙都没有萌出或没有恒牙胚发育时，称为无牙畸形。一般是全身性发育畸形的局部表现。当发现患者具有无牙畸形的症状时，应关注其全身状态。无牙畸形常伴有缺少毛发、指甲、皮脂腺、汗腺等，是一种外胚叶发育不全的表现。

46. 下颌后缩畸形： 下颌后缩畸形是指下颌相对于上颌的位置靠后（"天包地"）。由于下颌位置相对靠后，面型多表现为凸面型（"小下巴"）。对于下颌后缩畸形的正畸治疗，主要有以下几种情况：①在8~9岁生长发育高峰期时可以进行早期矫治，配戴功能性矫治器促进下颌发育，改善患者面型，降低后期正畸治疗的难度；②对于不具有生长发育潜力的孩子和成人，轻中度下颌后缩可以进行正畸治疗，代偿性排齐牙齿，调整咬合关系；③对于严重的下颌后缩，单纯正畸治疗很难解决，需要待患者成年后，进行正畸－正颌外科联合治疗。

47. 先天缺牙： 先天缺牙是指根本未曾发生的牙，而因外界因素（如龋坏、外伤等）导致的牙齿脱落缺失不属于此范围。先天缺牙一般表现为儿童在乳牙脱落后，继承恒牙在很长一段时间内并不萌出，或者存在某颗乳牙不能在正常时间范围内脱落，拍摄X线片后发现乳牙下方无相应继承恒牙的牙胚。先天缺牙一般依靠全口牙位曲面体层X线片诊断。

48. 先天性梅毒牙： 如果母亲在怀孕后期感染了梅毒，会影响胎儿的牙齿发育，造成牙釉质和牙本质发育不全，表现为半月形或桶状切牙、桑葚状或蕾状磨牙，称为先天性梅毒牙或哈钦森牙。半月形切牙切缘窄小，中央有半月形凹陷，似新月状。桶状切牙切缘比牙颈部窄小，切角圆钝，牙齿形态像木桶。桑葚状磨牙牙齿表面粗糙，似由许多颗粒和坑窝凹陷组成，形似桑葚。蕾状磨牙表面光滑，无颗粒和坑窝凹陷，牙齿短小，顶部牙尖向中间聚拢，形似花蕾。

49. 腺样体面容： 腺样体因炎症反复刺激而发生病理性增生、肥大时，由于儿童鼻咽腔比较小，容易发生鼻塞，从而迫使其张口呼吸，影响儿童面部发育，出现上唇短厚翘起、下颌骨下垂后缩、鼻唇沟消失、硬腭高拱、牙齿排列不整齐、上颌切牙突出、咬合不良、鼻中隔扁曲等，还可伴有面容缺乏表情，称为腺样体面容。此外，儿童长期口呼吸、鼻子不通气，易造成头部缺血、缺氧，出现精神萎靡、头痛、头晕、记忆力下降、反应迟钝等现象。

50. **压低辅弓**：辅弓，即辅助弓丝，是常规置于托槽内的弓丝之外用来达到额外效果的附加弓丝。在深覆殆矫治过程中，有时会使用这种附加弓丝来压低前牙，达到打开咬合的目的。

51. **牙弓扩展**：牙弓扩展简称扩弓治疗。牙弓长度或宽度不足致使骨量小于牙量，常引起牙列拥挤，故扩弓治疗是治疗牙列拥挤常用的一种手段。牙弓长度扩展主要包括推磨牙向远中，切牙向唇侧移动。牙弓宽度扩展主要有腭中缝扩展（扩上颌骨）、正畸牙弓扩展（扩牙）及牙弓 – 牙槽骨功能性扩展。

52. **牙列拥挤**：牙列拥挤常表现为牙齿排列不齐（牙齿"里出外进"），个别牙或多个牙在各个方向错位，是最常见的错殆畸形。牙列拥挤可能影响牙弓形态或上、下牙弓关系，引起咬合紊乱，还可能妨碍清洁而易发龋病、牙周病，尤其前牙拥挤不齐会不同程度地影响美观。

53. **牙性畸形**：牙性畸形指上、下颌骨协调，而仅仅是牙齿原因导致的畸形。

54. **牙龈炎**：牙龈炎主要表现为牙龈红肿、出血，是牙周炎的早期表现。日常生活中，许多人提到的"刷牙出血"，往往就是牙龈炎的表现，应该重视起来。在正畸治疗中，由于固定矫治器的戴入，增加了刷牙难度，再加上许多正畸患者对刷牙重视不足、刷牙时间不够长、刷牙方式不正确、刷牙后没有仔细检查牙齿等，都会导致食物残渣长期堆积在托槽附近及邻牙间隙中，从而引起牙龈炎。此阶段通过完善的牙周洁治（俗称"洗牙"）及良好的口腔卫生维护，牙龈损害是可以逆转的。

55. **牙周纤维环切术**：牙周炎患者通过牙槽嵴上纤维环切术离断牙槽嵴顶纤维，增加牙根在牙槽骨内的高度，牙槽嵴顶在没有纤维的牵拉限制作用下不随之吸收。

56. **牙周炎**：牙周炎是由牙龈炎进一步发展而来的，除了牙龈肿胀、出血外，牙周组织（牙床）出现了破坏，表现为牙齿松动，就好比树（牙齿）

种在土壤（牙床）里，土壤（牙床）减少，树的（牙齿）牢固度就会降低。牙周炎造成的破坏是不可逆的，通过彻底的牙周系统治疗，可使病变停止，但很难恢复到牙周破坏前的状态。正确的刷牙方式、定期牙周洁治（也就是我们常说的"洗牙"）是预防和控制牙周炎的有效方法。对于重度牙周炎患者，则需要进行牙周刮治，也就是更深入到牙根周围的"洗牙"，或进行牙周手术控制疾病的发展。对于有牙周炎的患者，正畸治疗前需要进行彻底的牙周系统治疗，待牙周情况稳定后，再进行正畸治疗。若正畸治疗过程中出现牙周炎，需暂停正畸治疗，进行牙周治疗直至牙周情况稳定后，再重新进行正畸治疗。

57. 摇椅弓：在矫治深覆𬌗的过程中，有时会将本为平直的弓丝变形弯曲为摇椅状，故名为摇椅弓。这种特殊的弓丝形状，同样能够产生压低前牙、升高后牙的作用，从而打开咬合。

58. 夜磨牙：有些人常在夜晚入睡后习惯性地磨擦上、下颌牙齿，发出"吱吱"的磨擦声，称为夜磨牙。有夜磨牙的人常常自己不知道，大多是别人听到后告诉他们的。这种夜磨牙习惯是一种非功能性的咬牙或磨牙，如果持续一定时间，可能会导致乳恒牙的磨损，使牙齿高度变短，形成前牙深覆𬌗。

59. 暂时性牙列拥挤：儿童在换牙期间出现的牙列拥挤不齐可能只是暂时性的，常可自行调整，可暂不处理，定期观察替牙情况。

60. 正颌手术：对于颌骨发育异常引起的骨性错𬌗畸形患者，单纯的非手术矫正尚不能达到治疗目的，这时就需要配合手术治疗。以矫正颅面畸形为目的的手术就是正颌手术。这类骨性畸形的矫治过程通常包括三个阶段：术前正畸、正颌手术和术后正畸。正颌手术根据需要有不同的手术部位和手术方法，因人而异，根据具体的治疗计划来制订。

61. 正畸–正颌外科联合治疗：当成人患者下颌骨发育不足较为严重表现出明显的下颌后缩时，一般建议行正畸–正颌外科联合治疗，即通过颌骨手术的手段移动下颌骨，矫正下颌后缩。矫治过程为正畸→正颌→正畸，即先通过正畸基本排齐牙齿，然后通过手术将下颌骨前移，最后再通过正畸手段调整咬合。

62. 正畸去代偿：对于需要接受正畸 – 正颌外科联合治疗的患者而言，治疗初期往往需要接受 1 年左右的正畸治疗，这期间的正畸治疗的主要目的是排齐上、下颌牙列和牙齿去代偿，即术前正畸。当患者伴有骨性颌骨畸形时，上、下颌牙齿往往会发生代偿性倾斜以发挥咬合作用，比如"地包天"患者往往上颌牙齿唇倾，下颌牙齿舌倾，也就是上颌前牙向外"飘"，下颌前牙向内倒，这时正畸科医生就需要将牙齿恢复到正常的直立状态，即正畸去代偿治疗。充分的正畸去代偿治疗有利于正颌手术的顺利开展。

63. 正畸掩饰性治疗：对于较严重的错殆畸形，尤其是骨性畸形，一般建议进行正畸 – 正颌外科联合治疗，但由于患者拒绝手术，仅进行正畸治疗，以此来排齐牙齿改善面型，部分地掩饰骨性畸形。

64. 正畸治疗：正畸治疗指矫正牙齿，治疗错殆畸形。主要是分析患者错殆畸形的病因，根据一系列临床数据的搜集、分析给出诊断，进而制订治疗计划，矫正错殆畸形。可以通过配戴矫治器来矫正错殆畸形，矫治器有活动的，有固定的。很多家长都把正畸治疗理解为"戴钢箍"，其实这是固定矫治器中的一种类型。

65. 种植钉支抗：一种在正畸治疗中植入到牙槽骨内，直接或间接提供正畸力量的辅助装置，用来抵抗移动牙齿时的反作用力。在矫治下颌后缩尤其是表现为高角型的患者中，常常会使用种植钉支抗压低磨牙，从而使陡峭的下颌骨逆时针旋转向前，改善下颌后缩。这种种植钉一般直径为 1~2mm，长度为 6~10mm，使用时植入上颌骨或下颌骨内，治疗结束时能够及时拆除。

66. 锥形束 CT（CBCT）：应用锥形束投照计算机重组断层影像设备，X 线发生器以较低射线量围绕投照体行环形数字式投照，然后将围绕投照体多次数字投照后"交集"中所获得的数据重组后进而获得三维图像。

67. 自锁托槽矫治器：自带固定弓丝的锁片，无需结扎丝或结扎橡皮圈固定弓丝的一种固定矫治器。自锁的含义是指托槽本身具有可以把弓丝固定在托槽上的"开关"，它区别于传统固定矫治器利用钢丝和橡皮圈将矫治弓丝固定在托槽上，临床操作起来更加方便，同时减少了弓丝与托槽的摩擦力，某种程度上可以使牙齿更快地移动。除此之外，也可以减少患者的疼痛不适感。

68. 阻断性矫治：在错𬌗畸形发生的早期，通过简单方法进行早期矫治，阻断错𬌗畸形向严重的方向发展，将牙𬌗颌面的发育导向正常，即为阻断性矫治。如在纠正孩子吐舌习惯中，有时会使用舌栅。所谓舌栅，是使用钢丝弯制的一种装置，与舌侧弓形一致，且离开舌侧黏膜1~1.5mm，可阻止舌的前伸，且不影响正常咬合，可有效阻止导致错𬌗畸形的致病因素，防止向严重的骨骼畸形发展。

69. 阻生牙：牙在颌骨内由于位置不当，不能萌出到正常咬合位置。最常见的阻生牙是下颌第三磨牙，其次是上颌第三磨牙和上颌尖牙。据统计，成人阻生牙的发生率为20%。

（李巍然　谷　岩　金　钫　朱　敏　舒　睿

严　斌　潘永初　王震东　刘璐玮）